U0301745

心脑血管疾病
答疑解惑

顾　问　舒　言　韩学斌

主　编　安　健　郭彦青　赵辰生

科 学 出 版 社

北　京

内 容 简 介

　　本书涵盖了心脑血管常见疾病，包括冠心病、高血压、心力衰竭、心律失常、心脏瓣膜病、脑梗死、脑出血等，详细阐述其病因、发病机制、临床表现、治疗方法及预防策略，还介绍了帕金森病、头痛、痴呆、睡眠障碍、癫痫、肺血管病、血糖异常、甲状腺疾病、肾脏病等疾病的相关问题。

　　本书以问答形式编写，语言简明、内容丰富，解答读者最为关心的问题，适合患者及其家属阅读，亦可供专科医师、研究生参考。

图书在版编目（CIP）数据

心脑血管疾病答疑解惑／安健，郭彦青，赵辰生主编 . —北京：科学出版社，2021.11

ISBN 978-7-03-070034-6

Ⅰ.①心… Ⅱ.①安… ②郭… ③赵… Ⅲ.①心脏血管病－诊疗－问题解答②脑血管疾病－诊疗－问题解答 Ⅳ.① R54-44 ② R743-44

中国版本图书馆 CIP 数据核字（2021）第 206176 号

责任编辑：于　哲／责任校对：张　娟
责任印制：赵　博／封面设计：龙　岩

科 学 出 版 社 出版

北京东黄城根北街 16 号
邮政编码：100717
http://www.sciencep.com

三河市春园印刷有限公司 印刷

科学出版社发行　各地新华书店经销

*

2021 年 11 月第 一 版　开本：850×1168　1/32
2021 年 11 月第一次印刷　印张：6 5/8
字数：139 000

定价：55.00 元
（如有印装质量问题，我社负责调换）

编委会名单

顾 问　舒　言　韩学斌

主 编　安　健　郭彦青　赵辰生

编 者　（按姓氏笔画排序）

王志鑫	王建玲	田志娟	乔娜婷
刘东星	李　宁	李　俐	李怀娜
李昊桐	李春芳	杨　帆	杨　鹏
杨小军	吴建坤	张　鹏	张静雯
武　丽	武志锋	赵　茹	耿建慧
曹晓莉	盖婉丽	尉晓娜	樊焱怀
薛　琳			

秘 书　李怀娜　刘东星

前　言

随着我国经济的不断发展，人民的生活水平有了很大提高，公共卫生事业取得了一系列成绩，使我国国民的平均寿命及健康水平得到了很大的提升。进入21世纪以来，心脑血管疾病已成为危害我国人民健康的重大疾病之一，如何预防这一疾病已成为目前我国医疗工作的重点，但是医学是一门专业性极强的科学，人们对医学知识缺乏准确的认知，给患者个人、家庭乃至社会都带来了沉重的经济负担。针对这一现状，十四五规划对卫生事业的发展指明了方向，国家卫生健康委员会也采取了一系列具体的措施，着重强调了深入社区向广大人民群众进行健康知识的科普工作，旨在推动健康中国行动，指出医疗机构、医护人员就是第一责任机构和人员。

对此，我们采用问答的形式，用通俗易懂的语言编撰了本书，本书涵盖了心脑血管各种常见疾病，包括冠心病、高血压、脑出血、脑梗死等，从病因、发病机制、临床表现、治疗方法，再到预防策略均做了详细阐述，同时还介绍了其他常见疾病，如血糖异常、甲状腺疾病等的相关问题，希望通过本书能使广大人民群众对常见病有一个正确的认识，提高全民健康意识。

在本书付梓之际，谨向付出艰辛劳动的全体编写人员致以崇高的敬意。在今后的工作中我们将继续不断进行医学知识的科普工作，为顺利推动健康中国行动贡献绵薄之力。

安　健

主任医师　教授

山西省心血管病医院　副院长

2021年7月

目 录

第1章

* * * * * * * *

心 血 管 病

一、冠心病

冠心病是冠状动脉粥样硬化性心脏病的简称，是指为心脏供血的血管即冠状动脉发生粥样硬化引起管腔狭窄或闭塞，导致心肌缺血、缺氧或坏死而引起的心脏病，又称为缺血性心脏病。冠心病是动脉粥样硬化导致器官病变最常见的类型，是危害人类健康的常见病。

《中国心血管病报告2018》显示：我国心血管病的患病率及病死率仍处于上升阶段，推算心血管病患病人数为2.9亿人，其中冠心病1100万人。我国冠心病的病死率亦处于上升趋势，农村地区冠心病的病死率上升趋势更为显著，男性冠心病的病死率高于女性。冠心病多发生于年龄为40岁以上人群，男性早于女性，但近年来呈年轻化趋势发展。

冠状动脉由主动脉发出，分为右冠状动脉和左冠状动脉，左冠状动脉的起始部分称左主干，左主干又分出前降支和回旋支，临床上将右冠状动脉、前降支和回旋支称为心脏的3支主要供血血管，它们分别又发出很多小分支为心脏供血、供氧。不同的冠状动脉有自身的心脏供血范围，动脉粥样硬化可发生于1支冠状动脉血管，亦可多支冠状动脉同时发生，冠状动脉狭窄的部位、程度不同决定了心脏缺血的症状和预后。管腔狭窄<50%时，心脏供血一般不受影响；管腔狭窄50%～75%时，静息心脏供血可能影响不大，但运动、心动过速或情绪激动时会引起心脏供血不足而引发心绞痛；当冠状动脉粥样硬化斑块溃疡破裂或出血形成血栓时可堵塞管腔，引发急性心肌梗死，危及生命。

冠心病分为慢性心肌缺血综合征和急性心肌缺血综合征，其中慢性心肌缺血综合征包括稳定型心绞痛、隐匿型冠心病和缺血性心肌病，而急性冠脉综合征包括不稳定型心绞痛和急性心肌梗死。其中心绞痛和急性心肌梗死发作时有明显的心肌缺血症状，能够引起患者的重视，发作时能够及时就诊；但隐匿型冠心病由于无明显症状而不被患者重视，患者有时会因此而耽误病情，在此建议当心电图或动态心电图发现有无症状心肌缺血时，患者应听从医师建议，及时住院检查及治疗，以免延误病情。

针对临床工作中患者提出的相关冠心病问题总结并给出解答如下，希望能给患者带来一定的帮助。

问题一、冠心病就是心绞痛吗？

冠心病不是心绞痛，心绞痛是冠心病的其中一种临床表现型，冠心病的临床表现型还有心肌梗死、缺血性心肌病、隐匿型或无症状冠心病及猝死。

问题二、什么是心绞痛？

冠状动脉供血不足引起的心肌急剧、暂时的缺血与缺氧而出现的临床症状称为心绞痛。主要表现为胸骨后或心前区压榨感、闷胀感或烧灼感，常向左肩背部、左上肢内侧、颈部、咽部、下颌部放射，常由用力、受凉、饱餐及情绪激动诱发，有时休息状态下也可能发作，一般发作时经休息及舌下含服"硝酸甘油"可缓解，持续时间多在1分钟至数分钟不等。

问题三、心绞痛一定会痛吗？

心绞痛不一定都表现为疼痛，可能是胸骨后或心前区憋胀、烧灼感，甚至无法言述的不适感，可能是单纯的肩背部酸困及咽喉部紧缩感、烧灼感或左上肢酸困，或单纯的牙痛，有时亦可能表现为消化道症状，如上腹部憋胀、烧灼感、恶心等，但一般持续数分钟即可缓解，且舌下含服硝酸甘油常有效，因此有上述症状时要警惕心绞痛发作。

问题四、什么是心肌梗死？

心肌梗死是指冠状动脉闭塞导致心肌坏死，表现为胸部持续性剧烈压迫感、憋闷感或闷痛感，伴有濒死感，部位和心绞痛一致，但程度较心绞痛剧烈，持续时间更长，多在30分钟以上，有时可达数小时，急性心肌梗死时心肌酶和心肌钙蛋白可明显升高，猝死风险较高，发病时要尽快到医院就诊，千万不要拖延时间。

问题五、什么是无症状性心肌缺血？

临床上有一部分患者存在冠状动脉狭窄或闭塞，但没有胸闷、胸痛等任何症状，部分患者因行心电图检查显示心肌缺血而发现，或因为运动试验阳性而行冠状动脉造影检查时发现，也有一部分患者因为有危险因素常规行冠状动脉检查时发现，另外也有一部分患者发生了心脏性猝死后才发现。

问题六、为什么会出现无症状心肌缺血？

考虑可能与下列因素有关：①糖尿病患者的无痛性心肌缺血甚至无痛性心肌梗死，可能与糖尿病导致的自主神经功能紊乱有关；②患者的疼痛阈值增高，也就是说患者对疼痛不敏感；③患者产生大量阿片类物质（内啡肽），提高了疼痛阈值，因此对疼痛不敏感；④可能由于缺血程度较轻，或者冠状动脉有较好的侧支循环形成。

问题七、什么是缺血性心肌病？

由于心肌缺血导致心肌广泛纤维化，最终导致心脏扩大，心力衰竭，如出现呼吸困难、气短、下肢水肿等。

问题八、心肌缺血会发生猝死吗？

会的。男性冠状动脉疾病引起的猝死占心脏性猝死的80%，女性占45%。引起猝死的原因可能是心肌缺血导致恶性心律失常，如心室颤动。

问题九、居家时如果突发胸痛或胸憋闷等心肌缺血的症状该如何处理？

如果在家中突发心肌缺血症状，如胸部憋闷、胸痛或咽喉部紧缩感，应立即坐下休息，舌下含服硝酸甘油1片，如果3～5分钟不能缓解可以再次含服，如果连续含服2～3次仍不能缓解，说明硝酸甘油无效，应立即去医院就诊。另外，对于舌下含服硝酸甘油有效，但症状反复发作，或出现大汗、恶心、濒死感者，亦应立即拨打"120"急救电话到医院就诊。

问题十、心肌缺血是体内血液减少或者贫血吗？

有一部分学者认为心肌缺血是贫血或体内血液过少导致的，而且他们入院后拒绝采血化验，怕血液进一步减少从而加重心肌缺血，其实这种想法是错误的。心肌缺血既不是贫血，也不是体内血液减少，而是心脏供血血管——冠状动脉狭窄或闭塞导致心脏供血减少，就如同庄稼缺水遭旱一样。

问题十一、胸闷、气短就是冠心病吗？

胸闷、气短不一定就是冠心病，冠心病可以引起胸闷、气短等症状，但心肌病、瓣膜病、心包疾病等亦可以引起上述症状。此外，呼吸系统疾病如肺部疾病、咽喉部疾病、气管及支气管疾病等亦可引起上述症状，因此出现胸闷、气短时要完善心脏及呼吸系统相关检查以明确诊断。

问题十二、夜间心绞痛和活动时心绞痛有什么区别？

有些患者的心绞痛发生在夜间安静状态时，这可能与冠状动脉痉挛有关，冠状动脉痉挛可发生在冠状动脉狭窄基础上，也可发生在冠状动脉正常情况下；另外夜间心绞痛还有一种特殊类型，即卧位心绞痛，多发生在卧位 1～3 小时后，需坐起或站立方能缓解，往往提示冠状动脉可能存在严重的狭窄。活动时心绞痛又称劳力性心绞痛，多在活动量大时发作，提示冠状动脉存在有意义的固定狭窄，活动量大时心肌需氧量增加，但冠状动脉扩张受限，造成心肌供氧小于需氧，引起心绞痛症状。

问题十三、胸痛一定是冠心病吗？

引起胸痛的原因有很多，冠心病引起的胸痛只是其中之一。以下这些疾病也是导致胸痛常见的原因：主动脉夹层，肺栓塞，消化系统疾病如胃溃疡、十二指肠溃疡、反流性食管炎、食管裂孔疝等，肋间神经痛，心脏神经官能症，急性胆囊炎，急性胰腺炎，带状疱疹，肿瘤，颈椎压迫神经引起的心绞痛。

问题十四、持续性胸憋闷、胸痛（如持续一整天甚至数日）一定是冠心病吗？

持续一整天或数天的胸憋闷或胸痛多数不是冠心病，患者可查心肌酶、心肌钙蛋白及观察心电图的演变以排除冠心病，持续性胸痛或胸憋闷需警惕以下疾病：食管疾病、胆囊疾病、颈椎病、肋间神经炎、带状疱疹、肋软骨炎、肺栓塞、消化性溃疡、呼吸系统疾病、焦虑症等。

问题十五、左上肢疼痛、麻木就是冠心病吗？

冠心病心绞痛发作时可以放射至左上肢，引起酸困、疼痛、麻木，但经休息及舌下含服硝酸甘油数分钟可缓解。持续性左上肢疼痛、酸困甚至麻木多数不是冠心病，要警惕肩周炎等疾病。

问题十六、冠心病的危险因素有哪些？

冠心病有多个危险因素，主要包括以下几个方面。

（1）遗传：有冠心病家族史者发病率是无家族史者的5倍。

（2）性别、年龄：本病多发生在40岁以上中老年人，49岁以后进展较快，男性较绝经期前女性发病率更高，因为雌激素有抗动脉粥样硬化作用，绝经期后女性发病率迅速增加，到65岁时可与男性发病率持平。

（3）吸烟：吸烟者较不吸烟者发病率和病死率增高2～6倍，被动吸烟亦是危险因素。

（4）高血压：收缩压和舒张压升高均会增加冠心病的发生风险。

（5）糖尿病：糖尿病是冠心病的高危因素，糖尿病患者易发生冠心病。

（6）高脂血症：高胆固醇血症及高三酰甘油血症均与冠心病的发生存在关联，尤其是总胆固醇及低密度脂蛋白增高。

（7）肥胖：肥胖者易导致高血压、糖尿病，肥胖患者冠心病的发病率明显高于正常体重者。

（8）缺乏锻炼：缺乏运动者较适当参加有氧运动者的冠心病的发病率增高。

（9）精神紧张：长期处于精神紧张状态、工作压力大、过度疲劳及焦虑的人群，冠心病的发病率亦明显高于生活悠闲的人群。

遗传、性别及年龄是不可控制的危险因素，其他均为可控制的危险因素，因此戒烟限酒、控制体重、积极控制血压血糖血脂、合理运动可降低冠心病的发病率。冠心病危险因素的主要防治要点有合理膳食、适量运动、戒烟限酒、心理健康。

问题十七、心电图显示心肌缺血一定是冠心病或冠状动脉狭窄吗?

不一定。心电图对冠心病的诊断率不是100%,有时患者心电图正常却有严重的冠状动脉狭窄,有时心电图显示有心肌缺血表现而冠状动脉造影却正常,因此心电图有时对冠心病的诊断只能作为参考,还要结合患者的临床表现、危险因素及冠状动脉检查结果,但是心电图的检查很重要,具体要听从医师的建议。

问题十八、确诊冠心病的金标准是什么?

冠状动脉造影是目前诊断冠心病的金标准,可以明确冠状动脉有无狭窄,狭窄的程度及部位、范围,对有症状的冠心病和无症状冠心病均可做出诊断。

问题十九、冠状动脉造影和冠状动脉CTA有什么区别?

冠状动脉造影和冠状动脉CTA（CT血管成像）均是明确冠状动脉是否有狭窄的手段,均能显示冠状动脉情况,但二者是有区别的。冠状动脉造影的特点是准确率更高,可估测冠状动脉的具体狭窄率,更直观,向体内注射的造影剂量少,手术过程快,出结果快,但有创伤,费用相对高,而冠状动脉CTA准确率较冠状动脉造影低,只能估测冠状动脉狭窄为轻、中或重度,受心率、造影剂用量、注射速度、冠状动脉是否钙化等多方面因素的影响,需要造影剂量大。

问题二十、心绞痛或急性心肌梗死患者一定要放支架吗？

不一定。要根据冠状动脉造影的结果决定是否需要放支架，如果冠状动脉造影显示冠状动脉主要血管或主要血管的重要位置严重狭窄80%或以上，结合患者临床症状，再决定是否需要行支架治疗。

问题二十一、冠状动脉造影是手术吗？具体操作过程是什么？

冠状动脉造影属于微创手术，既往是经股动脉做，目前主要是经桡动脉穿刺，然后将导管、导丝送至心脏的冠状动脉口，向冠状动脉内注入造影剂，使血管显影，可以清晰地看到冠状动脉狭窄情况。

问题二十二、冠状动脉造影需要麻醉吗？

冠状动脉造影是需要麻醉的，但是只对穿刺点行局部麻醉，整个过程中患者是完全清醒的。

问题二十三、所有患者都能做冠状动脉造影吗？

不是。冠状动脉造影有它的禁忌证，出现以下情形者均不能行冠状动脉造影检查：对碘剂或造影剂过敏者；有严重心、肺功能不全，不能耐受手术者；有未控制的严重心律失常者；电解质紊乱者；有严重的肝、肾功能不全者等，因此，很多患者入院后不能立即给予冠状动脉造影，而应先予以完善血化验、X线胸片、彩超等检查。

问题二十四、什么是单冠状动脉造影?

冠状动脉造影是检查冠状动脉的重要手段,是诊断冠心病的金标准。单冠状动脉造影是指冠状动脉造影只作为一种检查手段,术中无论冠状动脉狭窄严重与否,都不予处理,检查完毕后直接回病房,结果出来之后再决定进一步的处理方案。

问题二十五、什么是冠状动脉连台手术?

冠状动脉连台手术是指按冠状动脉可能会存在严重狭窄做准备,术前做好可能会置入支架的准备,给足抗血小板聚集药物,有疑问的检查要确定诊断,对可能对手术有影响的病情做好判断与处理。行冠状动脉造影检查过程中如果发现冠状动脉严重狭窄,有介入治疗指征,术中立即和患者及其家属沟通,经患者及其家属同意后台上直接行支架置入术,从而避免二次手术及二次创伤。

问题二十六、做心脏彩超可以看出冠心病吗?

心脏彩超主要是观察心脏的结构、功能、形态及瓣膜情况等,对一般的冠心病检测不出来,但心肌梗死患者,心脏彩超可见节段性室壁运动异常、室壁瘤、EF值下降等。

问题二十七、目前诊断冠心病的主要检查手段有哪些?

心电图检查,运动平板试验,冠状动脉CTA和冠状动脉造影,心脏彩超,动态心电图,心脏核素检查等。

问题二十八、哪些患者建议行冠状动脉CTA检查?

对于发病时症状不典型,不像是心肌缺血的症状,而且没有冠心病危险因素及家族史,但患者较紧张焦虑、心理压力较大,又想搞清楚自己到底是否患有冠心病的患者,建议行冠状动脉CTA检查明确冠状动脉是否有狭窄,以明确诊断。

问题二十九、哪类患者需要直接住院行冠状动脉造影检查?

患者的症状为典型的心肌缺血症状,尤其是劳力性心绞痛,发作时心电图有典型的缺血改变,或活动平板试验阳性,建议行冠状动脉造影检查,指导进一步的治疗方案。

问题三十、冠状动脉造影术后注意事项有哪些?

患者在冠状动脉造影术后24小时内要少量多次饮水,饮水量1500~2000ml,穿刺部位避免浸水,经桡动脉穿刺的上肢腕关节1周内避免持重物,经肱动脉或股动脉穿刺的患者术后活动遵医嘱。

问题三十一、冠心病目前治疗方法有哪些?

冠心病治疗方法主要包括药物治疗、冠状动脉介入治疗和冠状动脉旁路移植手术,具体治疗方案要在医师指导下根据具体病情决定。

问题三十二、什么是冠状动脉介入治疗？

冠状动脉介入治疗是指经心导管技术疏通狭窄甚至闭塞的冠状动脉，从而改善心肌血流灌注的治疗方法。冠状动脉介入治疗技术分类包括冠状动脉球囊成形术、冠状动脉支架置入术、冠状动脉旋磨术、冠状动脉内血栓抽吸术、切割球囊成形术等。

问题三十三、什么是冠状动脉球囊成形术和冠状动脉支架置入术？

冠状动脉球囊成形术是指在X线透视下，通过桡动脉穿刺，将导管、导丝及球囊分别送至冠状动脉狭窄部位，对狭窄部位进行球囊扩张，以恢复冠状动脉血流（即俗称的"通了一下冠脉"）。冠状动脉支架是为了防止冠状动脉成形术后血管弹性回缩而置入的支架，以获得更大的管腔面积及更好的恢复血流。冠状动脉支架置入术，也就是俗称的心脏支架手术，基本原理是经股动脉穿刺，并在X线透视下用特殊的导管、导丝，将支架送至冠状动脉狭窄或闭塞的病变，利用支架扩张的原理将狭窄的血管壁撑开，以促进血流恢复通畅。具体应听从介入医师的建议。

问题三十四、什么是冠状动脉旁路移植手术？

冠状动脉旁路移植术是指从患者自身取一段动脉（一般取胸廓内动脉）或一段静脉（多为下肢的大隐静脉），将狭窄的冠状动脉远段和主动脉连接起来，血液可绕过狭窄部位，通过主动脉流入连接的冠状动脉，改善心脏供血，缓解心肌缺血症状，提高生活质量和延长患者寿命。

问题三十五、冠心病患者如何选择冠状动脉介入治疗和冠状动脉旁路移植手术治疗？

冠心病患者应该选择冠状动脉介入治疗还是冠状动脉旁路移植手术治疗，应听从心内科专科医师的安排，医师会根据患者的临床症状、冠状动脉病变情况、年龄、身体素质等多方面因素给予合理的建议。

问题三十六、冠心病的药物治疗有哪些？

（1）抗凝血药物：住院期间患者会应用肝素、皮下注射低分子肝素、静脉应用比伐芦定等。

（2）抗血小板聚集药物：口服药物主要包括阿司匹林、吲哚布芬、硫酸氢氯吡格雷、替格瑞洛等，静脉药物主要是替罗非班。

（3）降血脂药物：冠心病患者主要口服他汀类药物治疗，包括阿托伐他汀、瑞舒伐他汀、辛伐他汀、匹伐他汀、氟伐他汀、普伐他汀等，另外根据患者血脂情况，可能会联合应用PCSK9、阿昔莫司分散片、非诺贝特等，目前应用于临床中的中药降脂药物为血脂康。

（4）改善心肌缺血症状的药物：扩张冠状动脉、改善心脏供血的药物包括硝酸异山梨酯、单硝酸异山梨酯等，改善冠状动脉微循环的药物有尼可地尔、通心络胶囊，抑制冠状动脉痉挛的药物主要是地尔硫䓬。

（5）β受体阻滞药：能够减少心肌耗氧量和改善缺血区的心肌供血，减少心肌梗死复发和心律失常发生，降低病死率。主要有酒石酸美托洛尔片、琥珀酸美托洛尔缓释片和富马酸比索洛尔等。

（6）心肌梗死或出现心力衰竭的患者：应用普利或沙坦类药物，改善心肌重构。

（7）其他治疗：如出现心力衰竭应给予抗心力衰竭治疗，出现心律失常应给予抗心律失常治疗等。不同患者治疗方案会有所不同，具体要听从医嘱。

问题三十七、冠心病需终身服药吗？

需要。冠心病患者应在心内科医师指导下长期服药，但服药过程中需定期复查血常规、血糖、血脂、肝功能、肾功能等，根据复查结果指导调整具体药物方案。

问题三十八、心肌缺血的诱发因素有哪些？

心肌缺血发作常由体力劳动或情绪激动（如愤怒、着急或过度兴奋等）诱发。另外，饱食、寒冷、吸烟、心律失常、创伤应激、感染、贫血、甲状腺功能亢进、休克等均可诱发心肌缺血，冠心病患者应尽量避免上述诱因。

问题三十九、冠心病患者生活中应注意哪些事项？

尽量避免诱发心肌缺血的各种因素；清淡饮食，每次进食避免过饱；戒烟限酒；调整工作量；减轻精神压力；进行适当的体力活动（以不诱发胸痛、胸闷、气短、咽喉部紧缩感等心肌缺血症状为度）；心肌梗死患者急性期需卧床休息，具体听从医师的指导；另外，排大便时要避免用力。

问题四十、冠心病的临床表现有哪些？

（1）心绞痛：心前区或胸骨后有闷痛、压榨或窒息

感，疼痛可放射到左肩或左上肢小指指端，含服硝酸甘油
3～5分钟后迅速缓解。

（2）心肌梗死：心前区疼痛症状更严重，持续时间更
长，硝酸甘油不能缓解；全身症状有发热、心动过速、白
细胞增高；胃肠道症状常伴恶心、呕吐、上腹胀痛；体征
有心律失常、低血压、休克、心力衰竭。

问题四十一、心绞痛、心肌梗死疼痛如何鉴别？

（1）心绞痛：①心前区（胸骨上中段后部）压迫、紧
缩样绞痛；②持续时间不超过15分钟；③发作前常有诱发
因素，休息后绞痛逐渐缓解；④舌下含服硝酸甘油片后心
绞痛迅速缓解。

（2）急性心肌梗死疼痛：①心前区疼痛剧烈，难以忍
受，常伴有烦躁不安；②持续时间超过15分钟，有的可达
半小时或更长；③休息后疼痛不减轻；④舌下含服硝酸甘
油片后疼痛不缓解。

问题四十二、冠心病发病机制是什么？

最基本的病因是冠状动脉粥样硬化引起血管管腔狭窄
或阻塞和（或）痉挛。

问题四十三、冠心病分型是什么？

（1）隐匿型：无症状性心肌缺血。

（2）心绞痛型。

（3）心肌梗死型。

（4）缺血性心肌病：主要表现为心力衰竭和心律
失常。

（5）猝死型。

问题四十四、心绞痛治疗要点有哪些?

（1）发作时治疗：立即休息；应用作用较快的硝酸酯制剂，硝酸甘油或硝酸异山梨酯。

（2）缓解期治疗：①控制危险因素，避免诱因；②使用预防心绞痛发作的药物，如硝酸酯制剂、β受体阻滞剂、钙通道阻滞剂及抗血小板药物等；③经皮腔内冠状动脉成形术及支架置入术；④行主动脉-冠状动脉旁路移植手术。

（3）急性心肌梗死饮食护理：在最初2～3日应以流食为主，以后随着症状的减轻而逐渐过渡到低钠、低脂饮食。

（4）吸氧：鼻导管吸氧，氧流量为2～5L/min，以增加心肌氧的供应，减轻缺血和疼痛。

（5）保持大便通畅。

二、高血压

原发性高血压是以体循环动脉压升高〔收缩压≥140mmHg和（或）舒张压≥90mmHg〕为主要临床表现的心血管综合征，简称为高血压。《中国心血管病报告2018》指出全国范围内≥15岁居民高血压患病率呈现上升趋势，2012—2015年中国成人高血压患病率为27.9%，男性高于女性，患病率随年龄增长而升高。高血压常与其他心血管危险因素共存，是重要的心脑血管疾病危险因素，可伴有心、脑、肾等器官的功能性或器质性损害，最终可导致这些器官的功能衰竭。

高血压的预防和治疗尤为重要，接下来我们就高血压的相关问题进行答疑解惑。

问题一、有人偶尔测血压升高，可以诊断高血压吗？

偶尔一次测血压发现血压升高不足以诊断高血压，在未服用抗高血压药物的情况下，静息（安静）状态下非同日测收缩压（高压）大于或等于140mmHg和（或）舒张压（低压）大于或等于90mmHg方可诊断高血压。运动后、情绪波动时测的血压不能代表真实的血压状态。

问题二、什么人容易得高血压？

（1）有高血压家族史者更易患该病：父母均有高血压，子女发病概率高达46%，约60%的高血压患者有高血压家族史。

（2）长期精神紧张、生活工作压力较大者：精神应激是高血压的易感因素，城市脑力劳动者高血压患病率超过体力劳动者，从事精神紧张度高的职业者患高血压可能性大。

（3）有不良生活习惯者：饮食习惯高盐者，不同地区人群血压水平和高血压患病率与钠盐平均摄入量显著呈正相关；饮酒不节制者；肥胖缺乏活动者。

（4）长期工作紧张者：经常加班、熬夜，在噪声大的地方工作，噪声环境所致的听力敏感性减退者易患高血压。

问题三、高血压一定有症状吗？高血压可以表现为哪些症状？

不一定。高血压早期患者常无感觉，往往悄然起病并造成突发事件，高血压因而被称为人类健康的"无声杀手"。没有头晕、头痛等症状，不能认为没有高血压，只有测量血压，才能做到心中有数。大多数人起病缓慢，缺乏特殊表现，导致诊断延迟，仅在测量血压时才被发现。常见症状有头晕、头痛、颈部发紧、疲劳、心悸等，也可出现视物模糊、鼻出血等较重症状，典型的高血压性头痛在血压下降后即可消失。高血压患者还可以出现受累器官的症状，如胸闷、气短、心绞痛、多尿等。如果突然发生严重头晕与眩晕，要注意可能是脑血管病或降压过度、直立性低血压。

问题四、高血压患者应学会自己监测血压，如何正确测量血压？

测量血压前，不饮酒，不喝咖啡、浓茶，不吸烟，精神放松，室内温度适宜，安静休息5～10分钟后再测量。测量血压时，取坐位或卧位，肘部及上臂与心脏在同一平面，上臂连续测量数次，每次间隔1分钟以上，取平均值。注意记录测量结果，以便与医师沟通。

问题五、健康人应该多长时间测量一次血压？

高血压是最常见的心脑血管疾病，可能危及每个人的健康，因此健康成年人每年应至少测量一次血压。

问题六、对于高血压患者而言，测量血压的方法有哪些？

血压测量是评估血压水平、诊断高血压及观察降压疗效的主要手段。目前，主要采用诊室血压、动态血压及家庭血压监测3种方法。

问题七、高血压患者就诊时，医师通常会建议行24小时动态血压监测，此项检查的意义有哪些？

24小时动态血压监测是使用动态血压记录仪连续测定24小时内血压值，去除了诊室血压的诸多干扰因素，避免了情绪、运动、进食、吸烟、饮酒等影响血压的因素，能获得更多的血压数据，较为客观真实地反映血压情况，反映血压在全天内的变化情况，对早期无症状的高血压或临界高血压患者，提高了检出率；还可指导临床用药，监测药物治疗效果，以选择合适的药物剂量和给药时间。

问题八、有些患者在诊室测血压升高，但是在家中自测血压或24小时动态血压是正常的，这是为什么？什么是"白大衣高血压"？

白大衣高血压是由于患者见到穿白大衣的医师后精神紧张，血液中出现过多的儿茶酚胺导致心跳加快，外周血管收缩阻力增加，从而引起血压升高，即所谓的"白大衣效应"。由于患者就诊时可能存在白大衣高血压，家庭血压监测更能反映高血压患者的真实血压，家庭自测血压时应该注意以下几点。

（1）使用经过认证的上臂式全自动或半自动电子血压计。

（2）家庭血压值一般低于诊室血压值。

（3）测量方案：每日早晨（服药前）和晚上测量血压，每次测2～3遍，取平均值；如果血压控制平稳，可每周抽1天测量血压。对初诊高血压或血压不稳定及调整抗高血压药的高血压患者，建议连续测量血压7天（至少3天），每天早、晚各测量1次，每次测量2～3遍，取后6天血压平均值作为参考值。

（4）最好能够详细记录每次测量血压的日期、时间、心率及所有血压读数，而不是只记录平均值。应尽可能向医师提供完整的血压记录。

（5）对于精神高度紧张、焦虑患者，不建议自测血压，因为过度紧张可能导致血压升高。

问题九、没有症状的高血压患者可以不服用抗高血压药吗？

不可以。由于没有明显的症状，一些确诊后需要服药的高血压患者拒绝降压治疗或不规律服用抗高血压药，从而引发心脑血管疾病，如高血压脑病、冠心病、心力衰竭、脑卒中、眼底出血、肾衰竭等，正确做法是通过改善生活方式及服用抗高血压药将血压控制在正常范围。

问题十、高血压对各脏器的主要危害有哪些？

①心脏：心肌肥厚，心力衰竭，心绞痛，心肌梗死；②脑：一过性脑缺血，脑出血；③肾：肾功能不全，尿毒症；④眼：眼底出血，失明。

问题十一、早期控制高血压有什么好处？

及早发现高血压，及早治疗和控制高血压，能尽量减少高血压对心脑血管造成的损害。临床研究表明，收缩压或舒张压每降低10mmHg或5mmHg，脑卒中发生危险即可降低35%～40%，心肌梗死发生危险降低20%～25%，心力衰竭发生危险降低50%。

问题十二、在诊断为高血压后，日常生活方式应该有哪些改变？

（1）减轻体重：将体重指数尽可能控制在24kg/m²以下，体重降低可改善胰岛素抵抗，对糖尿病、血脂异常及左心室肥厚均有益。为控制体重，应避免进食高脂、高胆固醇食物，如肥肉、动物内脏，避免摄入过多的糖类、饮料、点心、蜜饯；避免快餐食品，如薯条、炸鸡；多吃蔬菜、粗粮和水果。

（2）合理膳食：可使收缩压降低8～14mmHg，原则为低盐、低脂、低热量饮食。每天食盐多摄入2g，收缩压和舒张压分别升高2mmHg和1mmHg。世界卫生组织提倡：每人每天食盐摄入量不超过6g。低盐饮食可使收缩压降低2～8mmHg；适量食用含钾丰富的食物，不但可补充利尿剂所致钾的流失，而且对协助维持血压稳定及神经活动的传导起非常重要的作用。含钾食物包括豆类、杏仁、香蕉、橘子、枣、桃、冬菇、鱼类、瘦肉、山药等。

（3）适量运动：规律的体育锻炼可使收缩压降低4～9mmHg。运动的三个原则如下。

①有恒：经常、规律的运动。②有序：循序渐进。③有度：根据自身年龄和体质适度运动。运动最好选择有氧运动，如快走、慢跑、游泳、骑车、球类、健身操等。严重高血压未控制时不运动；合并并发症的病情不稳定时不运动；病情稳定者严格控制运动量；自我感觉不适时不运动。运动应循序渐进，持之以恒。

（4）戒烟：吸烟可以使交感神经末梢释放去甲肾上腺

素增加而使血压增高，同时可通过氧化应激损害一氧化氮介导的血管舒张引起血压升高。吸烟使心脏病的危险增加 2～4 倍。

（5）心理平衡：患了高血压要重视，但不要过度紧张，要保持心理平衡。平时要保持乐观的心情，知足常乐，注意缓解精神压力和紧张情绪。

问题十三、哪种类型的高血压需要服用药物降压？

（1）高血压2级或以上（血压≥160/100mmHg）患者。

（2）高血压合并糖尿病，或者已经有心、脑、肾靶器官损害或其他并发症。

（3）血压持续升高，改善生活方式后血压仍未获得有效控制的患者。

问题十四、抗高血压药物使用应遵循哪些原则？

（1）小剂量开始，逐步调整至有效剂量，这样可以保证以最小的剂量获得最佳的降压效果。

（2）优先选择长效制剂，24小时平稳降压，从而有效控制夜间血压与晨峰血压，避免一天中血压忽高忽低。安全性好，患者依从性强。

（3）联合用药可增加降压效果且不增加不良反应，在低剂量单药治疗效果不满意时可采用两种或两种以上抗高血压药物联合治疗。

（4）良好的抗高血压药应使血压维持在正常水平，长期服用无肝肾毒性、无药物相互作用，便于联合用药。

问题十五、常见的抗高血压药，有哪几种?

（1）钙通道阻滞剂：氨氯地平、硝苯地平控释片、非洛地平、贝尼地平、拉西地平等。

（2）血管紧张素转化酶抑制剂：卡托普利、依那普利、贝那普利、培哚普利、福辛普利、雷米普利、赖诺普利等。

（3）血管紧张素Ⅱ受体拮抗剂：氯沙坦、缬沙坦、坎地沙坦、厄贝沙坦、替米沙坦、奥美沙坦等。

（4）利尿剂：吲达帕胺、氢氯噻嗪、呋塞米、螺内酯等。

（5）β受体阻滞剂：美托洛尔、比索洛尔、阿罗洛尔等。

（6）复方制剂：厄贝沙坦氢氯噻嗪片、缬沙坦氨氯地平片等。

问题十六、高血压用药有哪些注意事项?

（1）降压不宜过快过低，若非急症，应在数日或数月内逐渐降低为好，降压药物一般在2～4周达到药物最大药效。

（2）不要自己随便换药、加药或突然停药。

（3）坚持长期服药、维持血压平衡。

（4）服药同时，坚持改善生活方式。

问题十七、血压正常后可以停药吗?

血压正常后，不要随意停药。血压降至正常，不等于高血压被治愈，如果自行停药，血压还会再次升高，还需再使用药物降压，间断服药，不仅达不到治疗的效果，而且由于血压波动大，会引起心、脑、肾等器官严重的并发症。正确的做法是：及时和医师沟通，在医师指导下减少药物种类和剂量，达到药物维持量并长期坚持维持量治疗。

问题十八、动态血压报告常显示杓型高血压与非杓型高血压、反杓型高血压，分别代表什么？

（1）杓型高血压：正常人血压一般呈现明显的昼夜规律，白天高、夜间低，呈"杓型"曲线，夜间血压较白天降低10%～20%，故称为杓型血压，常见于健康人及大多数高血压患者。

（2）血压曲线显示夜间谷变浅，夜间血压均值较白天下降小于10%，甚至夜间血压高于白天者称为"非杓型"高血压。

（3）反杓型高血压指夜间血压无任何下降。非杓型和反杓型高血压常见于自主神经失调、睡眠呼吸暂停低通气综合征、合并内分泌疾病等。研究表明，血压呈非杓型或反杓型改变者的心、脑、肾等靶器官损害程度明显大于杓型者，预后也较差。

问题十九、什么是餐后低血压？常表现为哪些症状？发病机制是什么？

餐后低血压是老年人比较常见，而且特有的一种低血压，即餐后2小时收缩压比餐前下降20mmHg以上，或收缩压由餐前100mmHg下降至餐后＜90mmHg，当餐后发生头晕甚至晕厥等症状时，即使血压下降未达到上述标准，也可诊断为餐后低血压。餐后低血压会引起头晕、眼前发黑、周身乏力、心慌、心绞痛，甚至跌倒、晕厥。近年来餐后低血压的发病率有增高趋势，餐后低血压是否产生症状与血压下降速度和幅度密切相关，同时与患者伴随疾病和身体状况密切相关。老年人尤其是患有高血压、糖尿病及各种原因引起的自主神经功能失调患者更容易发生，有时伴直立性低血压，主要是因为老年人血压调节机制退化，进食时内脏容量增加，影响了外周的血液循环。

问题二十、如何纠正餐后低血压？

餐前饮水、减少糖类摄入，进食时适当增加食盐和水分的摄入，有助于增加血容量；少食多餐，避免餐前服用抗高血压药；饭后勿立即运动，勿剧烈运动。通过上述方法仍不能纠正的，可在医师指导下用药物改善。

问题二十一、什么情况下医师会考虑筛查继发性高血压？

（1）中、重度血压升高的年轻患者。

（2）医师通过结合症状、查体、辅助检查怀疑有继发性高血压线索，如双侧脉搏搏动不对称，腹部听到杂音等。

（3）药物联合治疗后效果差，或者治疗过程中血压曾控制良好但近期又明显升高者。

（4）恶性高血压患者。

问题二十二、继发性高血压的病因有哪些？

（1）肾实质性高血压：包括肾小球肾炎、糖尿病肾病、慢性肾盂肾炎、多囊肾和肾移植后等多种肾脏病变引起的高血压，为最常见的继发性高血压。

（2）肾血管性高血压：单侧或双侧肾动脉主干或分支狭窄引起的高血压。常见病因有多发性大动脉炎、肾动脉纤维肌性发育不良和动脉粥样硬化。

（3）原发性醛固酮增多症：肾上腺皮质增生或肿瘤分泌过多醛固酮所致，临床上以长期高血压伴低钾血症为特征，也有部分患者血钾正常。

（4）嗜铬细胞瘤：起源于肾上腺髓质、交感神经节和体内其他部位嗜铬组织，肿瘤间歇或持续释放过多肾上腺素、去甲肾上腺素与多巴胺。典型的发作表现为阵发性血压升高伴心动过速、头痛、出汗、面色苍白。

（5）皮质醇增多症：主要是由于促肾上腺皮质激素分泌过多导致肾上腺皮质增生或肾上腺皮质腺瘤，引起糖皮质激素过多所致，表现有向心性肥胖、满月脸、水牛背、皮肤紫纹、毛发增多、血糖升高等。

（6）主动脉缩窄：多数为先天性，少数是由多发性大动脉炎所致。临床表现为上臂血压升高，而下肢血压不高或降低。

问题二十三、血脂是什么？有什么作用？临床化验项目有哪些？

（1）血脂是血液里的脂质成分，最主要的两类血脂按化学成分结构来命名就是胆固醇与三酰甘油，胆固醇又分为高密度脂蛋白胆固醇、低密度脂蛋白胆固醇及极低密度脂蛋白胆固醇等。

（2）血脂是非常重要的，我们体内每个细胞的细胞膜成分都含有血脂，它也是身体能量的来源，是必需的维生素、激素的合成原料。

（3）血脂跟其他指标不一样，血糖及尿酸测定可能就看到一个血糖或尿酸值，但血脂可能就有一套指标，过去一些基层医院只有两项指标，即总胆固醇与三酰甘油，这对心内科医师是不够的，现在社区医院都有一套血脂指标，一般包括总胆固醇、三酰甘油、高密度脂蛋白胆固醇、低密度脂蛋白胆固醇、载脂蛋白A、载脂蛋白B，其中前四项是与心脏关系最密切的，是基本的血脂四项。

高血脂是冠心病、脑血管病的危险因素，与下肢动脉疾病、眼底病变也有很大关系。高血脂既是老百姓特别关注的一个话题，又是医学领域特别关心的话题。然而在我国，高血脂知晓率不足10%，也就是说100个人中知道自己有该病者不足10人，说明健康宣教工作做得不到位。《中国心血管病报告2018》指出，10年间中国成人血脂异常患病率大幅上升；总体男性高于女性，城市高于农村。

问题二十四、应该如何正确服用他汀类药物？

经常有人说他汀类药物伤肝、伤肾、有毒、有肌肉不良反应，所以很多患者在医院吃药，回家后就停了，用药往往不能坚持。正确做法是：服用他汀类药物在1.5个月后复查肝功能。如果肝功能无明显损害，且无肌肉酸痛等肌溶解症状，则无须过于担心他汀类药物的副作用，可继续服用。冠心病患者需长期服用他汀类药物以预防冠状动脉粥样硬化进展；高血压及糖尿病的患者则应根据该患者的血脂危险分层在医师指导下服用他汀类药物，使血脂达标。

问题二十五、血脂化验单上显示各项指标在正常范围，为什么医师还要我吃降脂药？

化验单上血脂指标的上限是针对正常人的，医师会根据有无冠心病、高血压、吸烟、肥胖、早发缺血性心血管疾病家族史、年龄等评估血脂异常的危险分层，临床上需根据血脂异常患者的危险分层决定总胆固醇及低密度脂蛋白胆固醇的目标水平，不达标的人群需要服用降脂药使血脂达标。

问题二十六、什么是代谢综合征？

代谢综合征指人体的蛋白质、脂肪、糖类等物质发生代谢紊乱的病理状态，是一组复杂的代谢紊乱症候群。它的中心环节是肥胖和胰岛素抵抗，其主要表现为肥胖症，尤其是向心性肥胖，该症候群患者具有糖尿病、心脑血管疾病的危险因素，心血管事件、糖尿病的患病率均较非代谢综合征的患者高。随着生活水平提高及饮食结构的改变，我国代谢综合征的发病率明显升高，需对该病进行预防、早期诊断及干预，减少随之增加的心血管疾病危险因素。

问题二十七、如何诊断代谢综合征？

具备以下4项中3项或全部者。

（1）超重和（或）肥胖，体重指数≥25kg/m^2。

（2）高血糖，空腹血糖≥6.1mmol/L及（或）葡萄糖耐量试验2小时血糖≥7.8mmol/L和（或）已确诊糖尿病并接受治疗者。

（3）收缩压/舒张压≥140/90mmHg和（或）已确诊高血压并接受治疗者。

（4）空腹血三酰甘油≥1.7mmol/L和（或）空腹血高密度脂蛋白胆固醇＜0.9mmol/L（男性）或＜1mmol/L（女性）。

问题二十八、如何预防代谢综合征？

首先要合理饮食，适当进行体力活动和体育运动，减轻体重及戒烟是防治代谢综合征的基础。其次，针对高血压、糖尿病、高脂血症及肥胖症患者应予以药物治疗使各项指标达标。应根据年龄、性别、家族史等制订个体化方案。

问题二十九、高血压心脏病的表现是什么？

向心性肥厚是指心肌已经出现了肥厚性改变，但是心脏还没有扩大，有可能会出现劳累时呼吸困难或胸痛的症状。向心性肥厚是典型的高血压心脏病的表现。由于高血压会导致左心室射血阻力增加，久而久之会形成心肌向心性肥厚，进一步加重就会产生离心性肥大，形成高血压心脏病、心力衰竭。

问题三十、室间隔增厚就是高血压吗？

不一定。心脏左心室和右心室之间的间隔部位称为室间隔，室间隔的厚度和年龄、性别有一定关系。一般男性正常的室间隔厚度为7～11.7mm，女性的正常范围是5.5～10.7mm，不同医院检查标准会有轻微差异，但是这个范围与年龄呈正相关，随着年龄的增长，室间隔厚度会逐渐增厚，室间隔增厚说明患有器质性心脏病或高血压等。

问题三十一、心脏室壁瘤怎么治疗？

心脏室壁瘤是患者心肌梗死后梗死区域的心室壁变薄、扩张，向外膨出形成囊状突出，心脏收缩时室壁瘤与其他心肌呈反向运动。室壁瘤的主要临床表现为胸闷、胸痛、呼吸困难、气促，按照病程分为急性室壁瘤和慢性室壁瘤。若室壁瘤直径小于2cm则无须特别治疗，超过2cm的往往需要进行手术治疗，但外科手术治疗的风险很高，死亡率和并发症的发生率也很高。急性室壁瘤在心肌梗死24小时之内形成，容易发生心脏破裂，往往来不及外科手术患者就死亡。慢性室壁瘤在心肌梗死15天以后形成，可以择期行外科手术治疗。室壁瘤患者会反复发生室性期前收缩、室性心动过速或心力衰竭，一般预后不好，最终会因为心律失常、心力衰竭等原因而死亡。

问题三十二、心脏增大与高血压有关吗？

左、右心腔扩大会引起心功能不全，如心力衰竭、心房颤动、心律失常时，患者会感到胸闷气短、呼吸困难、双下肢水肿，严重者会出现休克、咳粉红色泡沫痰。左心室肥大主要与高血压、冠心病有关，会引起高血压、不稳定型心绞痛，最后也会引起心功能不全。日常应注意控制血压，避免过量运动。

三、心力衰竭

心力衰竭简称心衰，是指由于心脏的收缩功能和

（或）舒张功能发生障碍，不能将静脉回心血量充分排出心脏，导致静脉系统血液淤积，动脉系统血液灌注不足，从而引起心脏循环障碍症候群，此种障碍症候群集中表现为肺淤血、腔静脉淤血。心力衰竭并不是一个独立的疾病，而是各种心脏疾病的严重表现或晚期阶段，病死率和再住院率居高不下。我国人口老龄化加剧，冠心病、高血压、糖尿病、肥胖等慢性病的发病呈上升趋势，医疗水平的提高使心脏疾病患者生存期延长，导致我国心力衰竭患病率呈持续升高趋势。

问题一、什么是心力衰竭?

心脏是人体的"发动机"，心力衰竭是心脏收缩和（或）舒张功能受损使心脏的泵血能力下降，给全身输送的氧气及营养物质减少，导致全身组织器官功能不足的一组临床综合征。心衰可分为左心衰竭、右心衰竭及全心衰竭；同时还可分为急性心力衰竭及慢性心力衰竭。

问题二、心力衰竭有哪些临床表现?

心力衰竭累及多个脏器及系统的代谢，因此其临床症状在多种器官及系统均有所表现。

心血管系统的主要表现为胸闷、气短、呼吸困难（包括劳力性呼吸困难、端坐呼吸、夜间阵发性呼吸困难）、活动耐力下降、乏力、疲倦等；呼吸系统的主要表现为咳嗽、咳痰、咯血等；神经系统的主要表现为头晕、晕厥、记忆力下降、反应迟钝等；消化系统的主要表现为腹胀、上腹部不适、食欲缺乏等；泌尿系统的主要表现为尿量减少、下肢水肿等。

问题三、心力衰竭有哪些危害？

心力衰竭最主要的危害就是缩短寿命。心力衰竭造成多脏器功能受损，最终导致生活质量大幅下降，严重影响寿命。据研究报告证实，心力衰竭患者的5年生存率约为50%，与恶性肿瘤相当，随着心力衰竭病程的延长，心功能下降越明显，存活率就越低。严重者甚至可能发生心脏性猝死。因此，需要引起广泛重视。

问题四、心力衰竭常见的病因有哪些？

首先，冠心病、高血压已成为心力衰竭最主要的原因。其次，心肌炎、心律失常、心脏瓣膜病等心血管疾病也会引起心力衰竭。除此之外，其他系统的疾病如糖尿病、贫血、甲状腺功能亢进等也会导致心力衰竭的发生。

问题五、心力衰竭的严重程度怎么判断？

心力衰竭可分为4级。Ⅰ级：患者体力活动不受限，可以进行正常体力活动；Ⅱ级：患者体力轻度受限，在进行比较重的体力活动时候会出现心力衰竭症状；Ⅲ级：患者在进行轻体力活动即出现症状，典型表现是患者登楼二层即可以出现喘憋症状，影响患者的日常活动；Ⅳ级：是心力衰竭最重的等级，主要表现为患者几乎不能进行日常的体力活动，在患者不进行体力活动时就可以有症状，是心功能受损最严重的阶段，是心脏病的最后阶段。

问题六、心力衰竭需要做哪些检查来诊断？

心力衰竭除常规化验以外，还可以通过血利钠肽水平辅助诊断。另外，还需要完善心电图、心脏彩超、X线胸片、心脏磁共振、冠状动脉造影、心肺运动试验等来明确心力衰竭的病因。

问题七、心力衰竭患者应怎样做好自我管理？

心力衰竭患者在日常自我管理的过程中，应该做到以下几点。

（1）每日监测血压、心率：血压的正常值为90～140mmHg/60～90mmHg；心率的正常值为60～100次/分。一般情况下，电子血压计测量时会同时显示血压及心率数值。在测血压前30分钟避免吸烟、摄入乙醇及咖啡等，同时应至少休息15分钟。测量血压时应取坐位并将两脚平放于地面，用桌子支撑手肘部，手臂与心脏保持同一水平，袖带不能太紧或太松，松紧度以可塞入两根手指为准。测量时请勿大声说话或紧张。每日测量时应测量同一侧血压，可间隔1～2分钟后测两次取平均值。

（2）每日监测体重：体重应每日清晨固定时间测量。测量体重时应穿少量衣物，空腹，排尿后进行测量，同时应做好记录。如果短时间内体重迅速增加，如3天内体重增加2kg，则需要尽快就医。

（3）饮食作息规律，保证充足睡眠，避免过度劳累：饮食应注意低盐饮食，限制饮水及饮料；戒烟限酒；生活方式上应该适度运动，控制好血压、血糖等危险因素。同时还要遵医嘱服药，不能擅自停药或调整药物剂量，定期随诊等。

问题八、心力衰竭常见的治疗药物有哪些?

心力衰竭常见的治疗药物有 β 受体阻滞剂,如普萘洛尔;醛固酮受体拮抗剂,如螺内酯;血管紧张素受体拮抗剂,如缬沙坦;血管紧张素转化酶抑制剂,如依那普利;血管紧张素脑啡肽酶抑制剂,如诺欣妥、地高辛。

服药过程中应遵医嘱服药,可通过列表、药盒等方式避免漏服或多服;应注意不能自行停药或调整药物剂量,如自觉有不良反应,应及时就医,不可擅自修改用药方案。

问题九、心力衰竭出现哪些预警症状时需及时就医?

持续胸痛且含服硝酸甘油、速效救心丸等无法缓解;严重的气短、呼吸困难,如一般的日常活动即感觉气短明显,夜间需要多加枕头才能入睡,严重时夜间无法入睡,呼吸困难症状明显,无法平躺;持续心跳加快、心悸症状明显;双下肢明显水肿,按压后局部皮肤无法回弹或回弹缓慢;头晕明显或晕厥等均需尽快就医。

问题十、心力衰竭患者日常生活中应该注意什么?

(1)心力衰竭患者应低盐饮食:在日常生活中应尽量避免食用腌制食物如咸菜、咸肉等。1g盐约含有0.4g钠,可使用带有刻度的盐匙计算钠摄入量,日常活动或轻于日常活动就出现心力衰竭症状的患者应适度限钠,一般应使钠摄入量<3g/d;对于急性心力衰竭伴有水肿的患者钠摄入量应<2g/d;轻度心力衰竭者一般不限制钠的摄入。

(2)心力衰竭患者应做好饮水管理:所有摄入的液体

包括粥、饮料、面汤等都应该计算在饮水量中。轻、中度心力衰竭患者一般不限制饮水量。严重心力衰竭患者液量应该控制在1.5～2L。严重心力衰竭合并严重低钠血症者液量应该限制在＜1.5L。日常生活中可用带有刻度的杯子来进行计算。

（3）运动是心力衰竭患者心脏康复的重要方式：适量运动可以起到改善心力衰竭患者心功能、缓解焦虑情绪、提高生活质量的作用。运动的形式及强度应遵循个体化原则，根据患者的年龄、心功能情况来制订。必要时可咨询心脏康复医师制订适合自己的运动策略。整体上应遵循规律运动、循序渐进的原则。常见的运动方式包括八段锦、打太极拳等。运动前应该注意热身，运动频率一般可控制在一周3～5次。如果在运动过程中出现身体不适症状如胸痛、气短等，应立即停止运动并就医。

问题十一、慢性心力衰竭患者在夏季应该注意什么？

夏天天气炎热，气温升高，人体更容易出汗，大量出汗后人体的血容量减少，血液变得更加黏稠，高血压、高脂血症、慢性心力衰竭患者就更容易出现急性心脑血管事件。因此，慢性心力衰竭患者更应该在夏季做好自我管理。①避免在密闭、高温的环境中久待；避免长时间待在空调房内；避免在炎热的午后进行户外活动，可将运动时间选择在清晨及黄昏气温相对适宜的时间段。②根据出入量及体重变化及时调整液体入量，当出汗较多时，可适当增加液体的摄入。③炎热难免会使人烦躁、焦虑，心力衰竭患者应做好心理疏导，避免情绪激动。④在夏季，尤其高温天气，人体外周血管扩张会使血压下降，心率增快，这时候更要严密监测心率、血压的变化，同时应注意不可擅自根据血压和心率改变药物剂量，药物调整应在心血管医师指导下进行。

问题十二、慢性心力衰竭患者冬季应该注意什么？

冬季气温较低，是包括流感等在内的呼吸道疾病的高发季节。心力衰竭患者应注意做好保暖工作，避免受凉、感冒，尽量避免在清晨及夜间气温最低的时候外出。急性呼吸道感染会导致慢性心力衰竭的急性发作，导致心力衰竭恶化，严重者需住院治疗。因此，慢性心力衰竭患者可在冬季来临前注射相关流感疫苗，这能在一定程度上预防一部分呼吸道高发疾病的发生。

问题十三、冠心病作为心力衰竭最主要的病因，它的危险因素有哪些？

冠心病的危险因素分为可控制的危险因素与不可控制的危险因素。可控的危险因素包括高血压、糖尿病、肥胖、吸烟、作息不规律、精神压力大等。如果合并高血压、糖尿病等这些可控危险因素应定期规律监测血压、血糖情况；合并吸烟、肥胖等应通过戒烟、运动减重等方式规避。不可控的危险因素包括家族相关遗传病史、年龄、性别等。近年来有研究表明，部分肿瘤患者在放疗、化疗过程中及治疗结束后可能会产生心功能不全。对此类患者在肿瘤相关监测过程中应加强对心脏结构及功能的监测，以便早发现、早诊断、早治疗。

问题十四、心力衰竭发作，在家里应该如何自救？

急性心力衰竭多于受凉、劳累、暴饮暴食后出现，可能会出现气短、呼吸困难、端坐呼吸、大汗等症状，这些症状的出现多提示病情危重。首先应停止所有活动，以自己舒服的体位休息。一般来说，应该采取端坐位，双下肢自然垂下。自己或让家人帮忙拨打"120"急救电话呼救。在等待救援的过程中，可让家人帮忙测量血压、血糖，这样，在医师到达时可在第一时间告知医师。如"120"不方便到达，则应向家人、邻居等呼救，及时到医院急诊就诊。切不可自行口服药物治疗，避免低血压状态下导致休克等不良后果的发生。

问题十五、心力衰竭患者如何做好自我情绪管理？

有一部分心力衰竭患者因长期慢性心力衰竭的病程及反复慢性心力衰竭急性发作、经济压力等原因而产生焦虑、抑郁等不良情绪。其中，抑郁是最常见的心理症状，发病率为10% ～ 60%。对于此类患者，应该在关注患者身体健康的同时，关注患者的心理健康。一方面，患者本人需要保持乐观开朗的态度面对心力衰竭，积极向上的态度有利于保证疾病的稳定及恢复；另一方面，如果出现焦虑、抑郁的情绪，应该寻求家人、朋友的开解、劝慰，必要时可于精神卫生科进一步就诊，进行心理治疗及必要的药物治疗。通过上述方式做好情绪管理，保证心理健康。

问题十六、心力衰竭患者如何做好睡眠管理？

睡眠是保证日常生活正常进行必不可少的一环。心力衰竭患者常合并睡眠障碍。一方面，心力衰竭发作时患者可出现夜间憋醒、阵发性呼吸困难等不适症状而导致睡眠质量下降，睡眠效率降低。另一方面，部分心力衰竭患者合并有睡眠呼吸暂停综合征，此类患者多肥胖，颈粗短，夜间多有打鼾症状。若有上述症状，应及时于呼吸科就诊，选择合适的呼吸治疗。此外，部分心力衰竭患者因病情加重及担心身体和经济原因等而失眠，此类患者应做好自我管理，保持乐观开朗的态度，避免因情绪原因导致失眠，对于长期慢性失眠患者，应及时咨询精神心理专科医师，进行治疗。

问题十七、心力衰竭除了药物治疗还有没有其他治疗方法？

药物是治疗心力衰竭的基石，但对于部分终末期心力衰竭患者，药物治疗效果欠佳。即在药物治疗基础上，患者仍然有气短、呼吸困难等症状出现，只能卧床休息。对于这一类患者，器械治疗是一种可选择的方案，可以改善患者的生活质量。常见的器械治疗有ICD、CRT、CRT-D等。各类器械置入均需遵医嘱在符合适应证的基础上进行，并在手术前后做好围手术期管理。除此之外，对于部分患者，心脏移植也是一种治疗选择，但目前因心脏供体不多，这一手术开展仍受限。

问题十八、心力衰竭患者服用药物应该注意什么？

地高辛在瓣膜性心脏病患者中使用较多，口服地高辛的心力衰竭患者应在每日口服药物前测量脉搏，脉搏＜60次/分时应及时停药就医。另外，出现头晕、黄视、绿视、恶心、呕吐等洋地黄中毒现象时应及时停药就医。

利尿剂的使用是治疗心力衰竭的基石，口服利尿剂的患者应每日监测体重，记录每日出入量，若出现3天内体重增加2kg以上则应就医，加大利尿剂的剂量。在服用利尿剂期间，应定期监测电解质变化，尤其血钾、血钠水平的变化。严重的低钾血症或高钾血症均可导致心搏骤停。另外，服用利尿剂在早晨或白天为宜，避免夜间用药导致夜尿增多而影响睡眠。

常见的β受体阻滞剂有酒石酸美托洛尔、琥珀酸美托洛尔、富马酸比索洛尔等，服用上述药物时应监测心率和血压，通常心率应该控制在55～60次/分。如果出现气短、呼吸困难、心率较日常显著增快15～20次/分等心力衰竭加重的症状，应及时就医，调整β受体阻滞剂的剂量。

常见的血管紧张素转化酶抑制剂就是日常所说的普利类药物，如依那普利、卡托普利等，服用上述药物期间应监测血压，并定期监测血钾及肾功能情况。孕妇、肌酐>3mg/dl或高血钾患者禁用此类药物。如果出现头痛、头晕、低血压及频繁干咳等不适症状，应及时停药并就医。

合并心房颤动的心力衰竭患者常需服用华法林及其他抗凝血药物以预防血栓事件，但在服用华法林期间应注意严密监测凝血指标如INR值，避免因华法林剂量过大导致出血事件。服药期间INR值保持在2～3较为安全。华法林在人体的代谢受很多因素的影响，如绿色蔬菜、其他药物等均可影响华法林的代谢。因此，在用药期间应注意定期检测凝血指标。若出现鼻出血、黑粪、呕血等出血事件时则应及时就医。

问题十九、什么是肿瘤治疗相关的心力衰竭?

肿瘤的发病与心力衰竭有很多共同危险因素,如吸烟、肥胖。肿瘤患者在抗肿瘤治疗过程中,如放疗、化疗可能导致心功能不全的发生,可在放疗、化疗早期出现,也可能在放疗、化疗晚期或结束后数年内出现。常见的容易导致心力衰竭的药物有蒽环类药物如多柔比星,以及紫杉醇等。

问题二十、肿瘤合并有心功能不全的患者应该注意什么?

在肿瘤患者接受化疗或放疗治疗之前应该进行心功能的基线评估,如心脏彩超、NT-proBNP等相关化验检查,对于有心血管疾病病史或者有相关高危因素的患者应该在抗肿瘤治疗过程中提高随访频率,密切关注患者心功能情况。对于此类患者自身而言,应该在随访肿瘤进展的同时,加强与心血管医师的交流沟通,定期评估心脏功能,若出现心功能下降,可参考心血管系统常见用药进行治疗。

四、心律失常

心律失常是由于窦房结激动异常或激动产生于窦房结以外,激动的传导缓慢、阻滞或经异常通道传导,即心脏活动的起源和(或)传导障碍导致心脏搏动的频率和(或)节律异常。心律失常是心血管疾病中重要的一组疾病。它可单独发病,也可与其他心血管病伴发。其预后与心律失常的病因、诱因、演变趋势、是否导致严重血流动力障碍有关，可突然发作而致猝死，也可持续累及心脏而致其功能衰竭。心律失常是一种常见疾病，且发病率极高。心律失常严重危害患者的身体健康，同时可对患者的心理造成一定程度的影响。

问题一、什么是窦性心律？

心律是指心脏跳动的节律，心脏以一定范围的频率有规律地搏动，这种搏动的冲动起源于窦房结。窦房结位于人体右心房上部，由特殊的细胞构成，可以自动地、有节律地产生电流，电流按传导组织的顺序传送到心脏的各个部位，这种从窦房结开始的心电活动，称为窦性心律，窦性心律是心脏"起搏点正常"的心律。窦性心律仅指节律，心脏跳动还有频率，即心脏跳动的快慢。"律"和"率"是不同的。

问题二、什么是窦性心动过速？

窦性心律时心率＞100次/分，就是窦性心动过速。在运动过程中会出现窦性心动过速；如果在安静状态或日常一般生活中出现窦性心动过速，则需要就医，明确有无相关疾病。

问题三、什么是窦性心动过缓？

窦性心律时心率＜60次/分就是窦性心动过缓，运动员或夜间睡眠中会出现窦性心动过缓，但如果心率＜50次/分，就需要就医，明确是否为疾病状态。夜间阵发性睡眠呼吸暂停是引起中青年人夜间窦性心动过缓甚至窦性停搏的重要原因之一，需要重视并积极解除病因。病因解除后，窦性心动过缓检出率会大大降低。甲状腺功能减退也是窦性心动过缓的原因之一，甲状腺素替代治疗后，可恢复至正常心率。清醒状态下心率＜40次/分，或因窦性心动过缓引起乏力、胸憋、气短、头晕等症状，均要考虑行起搏器置入术。

问题四、什么是窦性停搏？

窦性停搏是指窦房结在一个或多个心动周期中不产生冲动，以致不能激动心房或整个心脏，又称为窦性静止。频发的窦性停搏是一种严重的心律失常，是窦房结功能衰竭的表现，必须查清病因给予治疗。当窦性停搏导致心脏停搏＞3秒，需要考虑行起搏器置入术。窦性停搏引起头晕、黑矇，短暂意识障碍甚至晕厥时，往往提示心律失常问题比较严重，要尽快于心内科就诊、评估，行起搏器置入术。

问题五、什么是病态窦房结综合征？

病态窦房结综合征是由窦房结本身或其周围组织发现退行性病变，导致功能减退，从而产生多种心律失常的综合表现。患者可在不同时间出现一种以上的心律失常，常见窦性心动过缓，或窦性停搏后逸搏心律，以及慢快综合征，即在心率缓慢的基础上出现室上性心动过速，包括房性心律失常，如房性心动过速、心房颤动。

问题六、什么是心律失常？

心律失常不是一种独立的疾病，它包括心脏冲动的节律、频率、起源部位、传导速度或激动次序异常，可见于生理情况，主要见于病理状态。其发生机制包括冲动形成异常、冲动传导异常。

问题七、什么是早搏？

早搏又称期前收缩，是自窦房结以外的部位提前发出冲动，是心律失常中常见的一种。早搏包括房性、房室交界性、室性3种，其中室性早搏最为常见，房性早搏次之，交界性早搏最少见。70%左右的体检者可见到偶发性早搏，这些早搏绝大多数属于功能性早搏，即没有心脏结构问题的早搏，在运动或饱餐时心率增快，随后在休息时心率又逐渐减慢时容易出现，也可在卧床准备入睡时发生。吸烟、饮浓茶和咖啡、过度疲劳、紧张、忧虑、腹内胀气常是早搏发生的诱因。有人对早搏敏感，症状明显；有人不敏感，症状不明显。

问题八、什么是房性早搏？

房性早搏又称房性期前收缩，是指起源于窦房结以外的任何心房组织的激动，心电图上表现为提前出现的P波，在形态上与窦性P波不同。通常无须治疗。

问题九、什么是室性早搏？

知道了早搏的概念，就很容易理解室性早搏，即起源于心室的期前收缩。标准心电图检查是诊断室性早搏的首选检查，表现为提前出现的宽大QRS波。由于心电图仅描记即刻的心电波形，对于部分偶发或间断发作的早搏，标准心电图可能记录不到，可以进一步行动态心电图检查，也就是Holter检查，它可以持续记录24小时，甚至更久的心电波形。Holter检查可以客观评价早搏的类型、数量、表现形式，是否触发心动过速，以及与患者临床症状的关系。

问题十、室性早搏有什么危害吗？需要治疗吗？

无器质性心脏疾病的室性早搏一般预后良好，被认为是良性的。无明显症状或症状轻微者，因此类室性早搏不会增加发生心脏性死亡的危险性，所以不必行药物治疗。症状明显者，如有心悸或心跳暂停感等症状，可采取相应的药物治疗。过于频繁的室性早搏，如24小时超过10 000次或超过总心率的20%，可导致左心室收缩功能损害，需进行治疗。对于抗心律失常药物疗效不佳，或不能耐受药物治疗的患者，可考虑经导管射频消融治疗，成功率较高。如果有器质性心脏病，如冠心病、扩张型心肌病、心脏瓣膜病等需要结合原发病进行早搏的风险评估，而不是单独从数量上评估危险性，需心内科医师判断而决定治疗方案。

问题十一、什么是房性心动过速？

心脏节律起源点在心房的快速心律称为房性心动过速。房性心动过速常见于洋地黄中毒、低血钾、慢性肺部疾病及其他器质性心脏病。儿童中常见于正常心脏，婴幼儿中自律房速多能自愈。首先应针对原发病治疗，持续存在影响心脏功能者可以考虑行射频消融术。

问题十二、什么是房扑？如何治疗？

房扑即心房扑动，心电图表现为窦性P波消失，心房波表现为大小相同的锯齿样的规则扑动波，频率为250～350次/分，按比例传导至心室。房扑可表现为阵发性和持续性发作，阵发性房扑可发生于无结构性心脏病患者中，过量饮酒或心脏外科手术后多见。持续性房扑多发生在有器质性心脏病，最常见的病因是风湿性心脏病、高血压、冠心病、甲状腺功能亢进。

房扑有发生血栓的风险，须根据患者血栓风险评估进行相应的抗凝治疗。①药物治疗：包括病因治疗，控制控制心室率，转复窦性心律的药物复律等。②射频消融治疗：随着电生理标测技术的发展，房扑的电生理机制非常明确，射频消融术成功率很高，反复发作的阵发性房扑和持续性房扑，药物治疗无效或不能耐受且症状明显者，可选择射频消融治疗。射频消融的手术禁忌证为心房内血栓。

问题十三、什么是房颤？

心房颤动，简称房颤，是最常见的心律失常之一，是心房（主要是左心房）乱发指令，导致心房各部分的心肌"各自为政"，杂乱无章地自行收缩，每分钟可以到350～600次，而且毫无规律可言，进而可能影响整个心脏的正常跳动，通俗来讲就是心房跳得不规律了。房颤最典型的症状为心悸、心慌。大多数房颤患者可能还会出现胸闷、胸痛、呼吸困难、乏力、头晕和黑矇等症状。据推测，我国目前约有1000万例房颤患者，每个人一生中有1/4的概率发生房颤。

问题十四、哪些人容易患房颤？

一般高血压、糖尿病患者患房颤的概率比较高，还有一些超重或者肥胖者患房颤的概率也比较高，经常吸烟、饮酒者，或者有家族史者及老年人比较容易得房颤，所以在生活中还是要注意生活方式和饮食习惯。

问题十五、房颤有哪些类型？

首诊房颤：首次确诊（第一次发作或第一次发现）的房颤。

阵发性房颤：房颤持续时间≤7天（常≤48小时），能自行终止。

持续性房颤：房颤持续时间＞7天，一般不能自行终止。

长期持续性房颤：房颤持续时间≥1年，患者有意愿恢复正常心律。

永久性房颤：常指不能转复或患者放弃转复为窦性心律的房颤。

问题十六、房颤有哪些危害？

（1）脑卒中：房颤患者每年脑卒中发生率约为5%，20%的脑卒中是由房颤所导致，且房颤患者脑卒中的风险是正常人的5倍。原因是发生房颤时，心房不能有效地泵出血液，血液较容易在左心房的左心耳部位滞留，从而形成血栓，血栓脱落后可随血流进入脑动脉，堵塞脑血管而导致脑卒中（俗称"脑中风"）。

（2）心力衰竭：房颤患者中心力衰竭的年发生率为33%，15.6%～24%的初诊房颤患者随后会被诊断为心力衰竭，约1/3的房颤患者存在中至重度心力衰竭，心力衰竭患者中30%～40%是由房颤引起的。

（3）痴呆：房颤发生时通过血栓阻塞脑血管，直接损伤脑神经并且通过减少心脏血液搏出量，减少脑血流，使脑神经长期处于缺血缺氧状态，使痴呆风险增加2倍。

（4）死亡：房颤相关脑卒中病死率是非房颤相关脑卒中的2倍，房颤可使心力衰竭患者4年内死亡风险增加52%，可使病死率增加1倍。

问题十七、为什么称房颤为"隐形的杀手"？

（1）症状不典型：阵发性房颤患者心悸、胸部不适等症状可能不典型，且能自行终止，容易被忽视和漏诊。

（2）可能无症状：约1/3的房颤患者完全无症状，而无症状患者发生脑卒中的危险与有症状患者并无差别。

（3）以脑卒中作为首次发作表现：部分房颤患者直接以脑卒中作为首次发作的表现，首次诊断房颤时可能已存在不同程度的瘫痪。

问题十八、怎么才能发现和诊断房颤？

1. 了解病史

（1）发生房颤的危险因素：老年人、高血压、甲状腺功能亢进、糖尿病、肥胖、吸烟、酗酒、冠心病/心肌梗死、家族史。如果您属于以上这几类人群，平时就应自我观察有没有房颤的表现，必要时到医院做进一步检查。

（2）房颤的一些临床表现：心悸、心慌、胸闷胸痛、呼吸困难、乏力、头晕黑矇。如果您出现过以上症状，尤其是心悸、心慌，提示有可能存在房颤。但需要注意的是，有这些症状不一定就是得了房颤，而没有这些症状也不代表没有房颤。

2.体格检查

（1）用听诊器检查左胸心前区有没有以下房颤的身体征象：①心跳快慢不一，毫无规律；②心跳声音强弱不等。

（2）摸脉搏有没有存在以下情况：①脉搏强弱不等，时轻时重；②脉搏快慢不一，或有"漏跳"；③同一时间内测的脉搏次数少于心率。

3.心电检查　常见的心电检查有常规心电图、连续心电监护、重复12导联心电图及24小时/延长Holter。

已有多项研究证实，采用多种方法共同筛查可提高房颤的检出率。如有必要，可配合做以上检查以进一步确诊。

问题十九、房颤应如何治疗？

（1）房颤治疗的目标：①寻找和纠正诱因与病因；②室率控制，室率控制策略是不尝试恢复或维持窦性心律，通过药物治疗的方法使室率控制在一定的范围内；③预防血栓栓塞并发症；④恢复窦性心律（节律控制），节律控制的目的是恢复或维持窦性心律。

（2）哪些房颤患者采用室率控制：①无特殊理由必须转复为窦性心律的无症状性房颤患者；②对于房颤已持续几年的患者，即使转复为窦性心律后，也很难维持窦性心律；③用抗心律失常药物转复和维持窦性心律的风险大于房颤本身风险的患者；④对于老龄（＞65岁）或心脏器质性疾病（包括冠心病、二尖瓣狭窄、左心房内径＞55mm）病因未纠正的患者，室率控制与节律控制一样有效。

（3）如何进行节律控制：控制方法包括药物和导管消融。药物和消融治疗对于节律控制都是有效的。药物是节律控制常见的治疗方法，常用药物有胺碘酮。导管消融包括射频消融、冷冻消融。适用于药物治疗无效或者副作用难以耐受，且症状严重的阵发性房颤患者；对于无器质性心脏病的持续性或永久性房颤，如果抗心律失常药物治疗失败，亦可考虑采用射频或冷冻消融治疗。

问题二十、什么是阵发性室上性心动过速？

这里讲的是狭义的阵发性室上性心动过速。发作时，患者自觉心跳加快，有时会伴有胸闷、气短，持续时间较长后会出现头晕、乏力等。症状往往突然发生，突然终止，也就是所谓的"突发突止"。在症状发作时及时行心电图检查，可明确诊断。

问题二十一、阵发性室上性心动过速应如何治疗？

一般症状轻微者可自行终止。急性发作症状严重或持续时间长者应及时就医。治疗方法包括刺激迷走神经、药物复律、电复律、导管消融术、经食管或心房内超速或配对起搏以中止心动过速发作。

（1）刺激迷走神经末梢的方法：此法多适用于青年人，一般不用于老年人。①请患者屏气后用力呼气；②刺激咽部引起恶心；③指压或按摩颈动脉窦，先试右侧10秒，如无效再试左侧10秒，切勿两侧同时加压，以免引起大脑缺血，此方法必须由医师操作；④指压眼球，也是先右侧后左侧，每次不超过10秒，不能用力过猛，否则有引起视网膜脱离的危险。

（2）常用药物：维拉帕米（异搏定）、普罗帕酮、三磷酸腺苷（ATP）等。紧急情况时，如急性心力衰竭、休克等，有条件者可用同步直流电复律。

问题二十二、什么是室性心动过速？

连续 3 个以上室性早搏称为室性心动过速。室性心动过速持续时间少于 30 秒时，称为非持续性室性心动过速，大于 30 秒时称为持续性室性心动过速。一旦发生室性心动过速应尽快就医。

问题二十三、什么是房室传导阻滞？

在心脏电激动传导过程中，发生在心房和心室之间的电激动传导异常，可导致心率缓慢，使心脏不能正常收缩和泵血，称为房室传导阻滞。房室传导阻滞可发生在房室结、希氏束及束支等不同部位。根据阻滞程度的不同，可分为一度、二度和三度房室传导阻滞。三种类型的房室传导阻滞的临床表现、预后和治疗有所不同。一度与二度 I 型房室传导阻滞心室率不太慢者，无须治疗。二度 II 型与三度房室传导阻滞需给予相应治疗，如起搏器置入术。

问题二十四、什么是起搏器？

心脏起搏器是一种医用电子仪器，由脉冲发生器、导线和电极组成。脉冲发生器呈扁圆形，体积非常小，约为40mm×50mm×6mm，重量约30g。它实际上是一个微型计算机，由高性能电池提供能量。起搏器通常埋植在上胸部皮下，导线通过静脉到达心脏，导线顶端的电极固定在心脏的内侧面心肌上。起搏器工作时，脉冲发生器发出的电脉冲经导线、电极传到心肌，心肌感受到电脉冲刺激产生收缩。同时，起搏器电极也将心脏的电活动收集起来存入脉冲发生器内的芯片内，以便进行分析。

问题二十五、什么是射频消融术？

射频消融术是将电极导管经静脉或动脉血管送入心腔特定部位，释放射频电流导致局部心内膜及心内膜下心肌凝固性坏死，达到阻断快速心律失常异常传导束和起源点的介入性技术。经导管向心腔内导入的射频电流损伤范围在 1 ～ 3mm，不会造成机体损害。

问题二十六、什么是冷冻消融术？

经冷冻球囊导管消融为近年出现的新的消融方法，已成为治疗房颤肺静脉电隔离的标准方法之一。冷冻消融的作用机制是通过冷冻能源所造成的低温引起靶点心肌细胞坏死，进而达到治疗的效果。

- -

五、心脏瓣膜病

心脏如同汽车的发动机，它的每次跳动（收缩与舒张）就是向主动脉输血，将新鲜血液源源不断地提供给全身各脏器；同时将静脉血回收入心，经肺氧合为新鲜血液。心脏能够完成这一复杂的功能，瓣膜在其中发挥了重要作用。

问题一、心脏有几个瓣膜？都有哪些功能？

心脏共有 4 个瓣膜，即主动脉瓣、肺动脉瓣、二尖瓣和三尖瓣。瓣膜由瓣叶组成，每个瓣膜包含 2 ～ 3 个瓣叶，正常的瓣叶薄、光滑且富有弹性。瓣膜发挥着单向阀门的作用，它们在打开和关闭时只能使血液向一个方向流动而不能倒流，而且能保证正常的血流量。

问题二、什么是心脏瓣膜病？

心脏瓣膜病是多种原因引起的心脏瓣膜狭窄和（或）关闭不全所致的心脏疾病。正常情况下，心脏瓣膜开放使血液向前流动，心脏瓣膜关闭则可防止血液反流，这一重要作用使心脏内的血流只能向一个方向流动。

一旦瓣膜发生病变就会有以下两种情况出现：①瓣膜口狭窄，就像一扇门不能完全打开，血液从心脏流出时受阻、不畅；②瓣膜口闭合不全，相当于一扇门不能完全闭住，收缩时造成血液反流，前后两个方向都有血流。

二尖瓣狭窄时由于瓣膜变厚、瓣膜口变小，二尖瓣开放时瓣膜口达不到正常的面积使血流通过受阻。风湿性心内膜炎是导致二尖瓣狭窄的常见原因。

二尖瓣关闭不全是由多种原因（包括腱索缩短、变粗，瓣膜变厚、柔韧性减低、钙化僵硬甚至穿孔、破裂）导致二尖瓣环的扩张使瓣口闭合不全。常见于风湿性心内膜炎，也可与二尖瓣狭窄共同出现在慢性瓣膜病中。

主动脉瓣关闭不全多是由于主动脉瓣膜疾病导致，多种病变引起瓣膜性能改变，包括瓣膜变短、增厚、僵硬及弹性减低，这些原因导致瓣膜环扩张进而引起瓣膜闭合不全。

主动脉瓣狭窄的常见原因是慢性风湿性主动脉瓣膜炎，常与二尖瓣病变共同出现在风湿性瓣膜病中。

问题三、导致心脏瓣膜病的原因有哪些？

导致心脏瓣膜病的原因很多，常见的有炎症、创伤、先天畸形、黏液变性、缺血坏死等，其中风湿性炎症导致的瓣膜损害称为风湿性心脏病，简称风心病，在我国瓣膜性心脏病中最为常见。近年来，随着生活方式的改变和人口老龄化进程的加速，老年退行性瓣膜病在我国逐年增加。

问题四、心脏瓣膜病有哪些症状？

（1）二尖瓣狭窄：轻度二尖瓣狭窄患者很多没有典型的症状，病情进展到一定程度时可出现心力衰竭的表现，如呼吸困难（端坐呼吸、劳力性呼吸困难、夜间阵发性呼吸困难、急性肺水肿），乏力，疲倦，尿少，咳嗽，咳痰，咯血，颈静脉征（充盈、怒张），肝大伴压痛，水肿（下肢水肿、胸腔积液）等症状。

（2）二尖瓣关闭不全：二尖瓣关闭不全多是由风湿性原因引起的，多数患者同时存在二尖瓣狭窄。轻度和早期的患者可无明显症状或仅表现为轻度劳力性呼吸困难。较重的患者，由于心排血量的减少，可导致乏力、倦怠、活动量降低，也可表现为心力衰竭的症状，包括呼吸困难、食欲缺乏、腹部症状、肝淤血及水肿等。

（3）主动脉瓣狭窄：中、重度的主动脉狭窄患者，由于心排血量减少，导致心肌缺血，表现为心绞痛、劳力性呼吸困难的症状，疲倦易乏，还会有头晕及晕厥、劳力性心绞痛及心力衰竭的表现。有些人还有发生猝死的可能，最主要的原因是冠状动脉内血栓的形成，导致心搏骤停或心室颤动，引起猝死。

（4）主动脉瓣关闭不全：主动脉瓣关闭不全较主动脉瓣狭窄的发病早，两者可共存。有些病情较轻的患者可以数十年无心力衰竭的表现，无气短、肺淤血症状。病情较重者可表现为心绞痛、肺淤血心力衰竭的症状。

问题五、心脏瓣膜病可以做哪些检查？

（1）X线胸片：可显示心脏的大小，有无肺淤血及胸腔积液等征象。

（2）心电图：可出现节律异常、心房颤动、ST-T改变等各种异常心电图，也可以有心房扩大和心室肥厚的表现。

（3）彩色多普勒超声心动图：在评价和诊断瓣膜病的各种方法中，超声是其中重要的方法，通过超声检查可以判断瓣膜病变的性质，如风湿性病变、老年退行性病变、先天性畸形等，还能定量地测出瓣膜狭窄或关闭不全的严重程度、房室腔的内径、各室壁的厚度、心室的收缩及舒张功能、肺动脉压力的大小等。对瓣膜病的治疗有重要的指导作用。

问题六、心脏瓣膜病应如何诊断？

相应的临床症状、查体时发现特征性心脏杂音及通过超声心动图检查心脏瓣膜的病变情况是心脏瓣膜病诊断的重要依据，即使没有气短等相关症状，只根据超声等检查结果也可以诊断瓣膜病。患者的心功能分级是根据气短的严重来判断的。通过心电图检查可以知道患者有无心律失常。胸部X线检查对肺淤血、胸腔积液及肺部病变的诊断有重要价值。

问题七、心脏瓣膜病治疗方法有哪些?

心脏瓣膜病的治疗有以下3种方法。

（1）内科治疗：有气短、水肿等心力衰竭症状的患者要应用利尿药，伴有快速心房颤动的患者可以使用洋地黄类、β受体阻滞药或非二氢吡啶类钙通道阻滞药控制心室率，有血栓形成风险及并发症的患者可以使用华法林抗凝。对于肺部感染等可能诱发或加重心力衰竭的因素要积极控制，生活中要避免着凉、劳累，保持心态平和，同时要注意限制水钠的摄入量。

（2）外科手术：外科手术是根治心脏瓣膜病的方法，包括瓣膜成形术及人工心脏瓣膜置换术等。在药物治疗的基础上，要评价心脏瓣膜病患者有无外科手术治疗的可能性，需要手术的患者应尽可能行手术治疗。

（3）介入治疗：介入治疗主要是针对瓣膜狭窄患者进行的球囊扩张术，对于患有单纯二尖瓣、主动脉瓣及先天性肺动脉瓣狭窄的患者，在条件合适的情况下，可以选择经皮球囊扩张术，通过介入治疗，可以减轻瓣膜狭窄程度、增大瓣膜口面积、改善血流动力学及缓解临床症状。

问题八、心脏瓣膜病能够预防吗?

引起心脏瓣膜病的原因很多，在各种各样的病因中可以预防的是风湿性心脏病，通过预防风湿热及治疗链球菌导致的上呼吸道感染，可以减少风湿性心脏病的发生。

问题九、心脏瓣膜病患者的饮食需要注意哪些事项？

（1）以少食多餐为原则，限制脂肪的摄入，少食腊制品和罐头食品，宜选用富含蛋白、维生素且易于消化吸收的饮食补充营养，提高机体免疫力，如精瘦肉、蛋、奶、鱼等。进高热量、高蛋白、高维生素的清淡易消化食物。多吃蔬菜水果，少食多餐，防止过饱。有心力衰竭时限制钠盐和水分的摄入。

（2）发热患者多饮水，预防出汗引起的脱水。

（3）患者心力衰竭时，宜低钠饮食，限制水分。

（4）保持排便通畅，多食蔬菜、水果等含纤维素丰富的食物。

问题十、心脏瓣膜病患者日常生活需要注意哪些事项？

（1）保证充足的睡眠。保持室内空气流通、温暖、干燥，阳光充足。

（2）日常生活中适当锻炼，多注意休息。如有血栓形成者，应绝对卧床休息，限制活动。避免重体力劳动、剧烈运动或情绪激动。注意不要因家务过重而加重病情。进行体力活动时要以不出现气短、心慌、胸憋或休息后数分钟可以缓解为前提，当出现头晕等症状时应立即停止体力活动并平躺，及时就医。

（3）心房颤动患者生活中还要注意防止突然屏气和用力，避免剧烈咳嗽，这样做可以减少血栓脱落，达到预防栓塞的目的。

问题十一、心脏瓣膜病患者长期用药需要注意哪些事项？

对于需要服用洋地黄类药物的患者，在使用前要监测脉搏，如果脉率＜60次/分，则不适合服用此类药物；在服用洋地黄类药物的过程中出现消化道症状（恶心、呕吐）、黄视等毒性反应时，应立即停药并就诊。患者在使用利尿药如呋塞米、氢氯噻嗪等的过程中，要定期检测电解质，多食钾含量较高的食物如橘子、橙子、香蕉等。

问题十二、心脏瓣膜病院外患者需要注意哪些事项？

（1）该病需长期治疗，应鼓励患者树立信心，有手术适应证者建议早期择期手术。

（2）生活中要避免受凉感冒，注意保暖，为了预防风湿热的复发，要注意预防和治疗溶血性链球菌引起的扁桃体炎、咽喉炎等。

（3）在进行有创性检查和治疗前（如拔牙），要告知医师病情，是否服用抗凝血药等，可以使用抗生素预防感染性心内膜炎。

（4）妊娠能诱发或加重病情，育龄期妇女要注意避孕。

（5）患者要严格遵医嘱使用地高辛，尽量每天在同一时间段服药，不可自行增加剂量或增加服药频率。

（6）当患者病情发生变化，出现气短加重、活动量降低、下肢水肿、乏力、食欲缺乏、尿少时，要及时诊治，以免延误病情。

问题十三、心脏瓣膜病患者能存活多久?

心脏瓣膜病患者能存活多久要看患者的基础身体情况及疾病严重情况。如果心脏瓣膜病比较严重,不换瓣膜则会影响寿命。一般情况下,心脏瓣膜疾病大部分都是由风湿性心脏病导致的,再就是老年退行性心脏瓣膜病,还有先天发育畸形的心脏瓣膜病。轻微的心脏瓣膜疾病一般选择密切观察或药物保守治疗,如果心脏瓣膜病比较严重,如重度狭窄,或者严重反流,就要考虑手术治疗,如果不手术,患者的心力衰竭发展就会非常快,很容易引起急性心力衰竭发作,出现心律失常,出现严重心力衰竭,这种情况就会严重影响患者的寿命。心脏瓣膜置换术,有可能延长患者寿命,生活提高其质量。一般情况下如果患者本身基础病不严重,那么换瓣膜以后存活10年以上还是很有可能的。

问题十四、心脏瓣膜病能自愈吗?

心脏瓣膜病是不能自愈的。心脏瓣膜病是由于炎症,尤其是风湿性炎症,以及创伤性、老年退行性改变、先天发育异常、缺血坏死及黏液样变形等导致的,这些因素造成了单个或多个瓣膜的功能和结构发生异常。瓣膜结构包括瓣叶、瓣环、腱索或乳突肌,这些结构发生异常后导致瓣口狭窄或关闭不全,另外心室及主动脉、肺动脉的根部严重扩张,也会引起瓣膜相对关闭不全,因此,瓣膜结构和功能发生异常不会自愈。

问题十五、心脏瓣膜病会遗传吗?

心脏瓣膜病一般无遗传倾向,但主动脉瓣二叶畸形存在一定的遗传倾向。

问题十六、心脏瓣膜病介入治疗适应证有哪些？

在我国，瓣膜病的介入治疗目前开展比较多的是经皮主动脉瓣置换术（TAVR），TAVR的绝对适应证有：①重度老年主动脉瓣狭窄伴钙化。经心脏超声检查示主动脉瓣口最大血流速度4.0m/s，或平均跨瓣压力阶差＞40mmHg，或瓣口面积＜0.8cm²，或有效主动脉瓣瓣口面积指数＜0.5cm²/m²。②患者有心慌、心绞痛、晕厥、心功能分级Ⅱ级（NYHA分级）等主动脉瓣狭窄导致的症状。③经评估患者外科手术风险高危或有手术禁忌证。④主动脉瓣有三个瓣膜或解剖上适合行TAVR。⑤主动脉瓣狭窄的预期寿命在1年以上。同时符合以上所有条件者为TAVR的绝对适应证。外科术后人工生物瓣退化也作为TAVR的绝对适应证。

问题十七、什么是瓣膜置换术？

瓣膜置换术是指用人工瓣将病变的瓣膜进行更换。人工瓣包括机械瓣、生物瓣等，机械瓣的优点是使用寿命长，但手术后需要一直抗凝，栓塞等并发症的发生率更高；生物瓣的优点是不需要一直抗凝，但使用寿命相对较短。另有一种组织工程瓣是利用生物工程技术研发，目前还没有在临床上应用。

问题十八、心脏瓣膜病患者应该做手术吗？手术的时机是什么？

每名患者的病情严重程度不同，选择的治疗方案也各不相同。

（1）不需要治疗：轻度的瓣膜狭窄或者关闭不全患者，没有任何临床症状，心功能Ⅰ级，超声检查心室腔大小正常，可以不用治疗，只需要定期随访观察。

（2）不适合手术：有些患者进行手术治疗，不仅没有益处，反而有害，例如白塞综合征、大动脉炎活动期进行换瓣手术可能会导致瓣周漏等，因此不要盲目手术。

（3）择期手术：大部分患者的手术类型都属于这种类型，患者的心功能不全症状可以经过药物治疗缓解，择期行手术治疗效果最好。

（4）限期手术：心功能Ⅳ级的患者病情较重，有些患者还合并恶病质，恶化风险大，此类患者在住院后积极内科治疗的基础上，应尽早手术，同时这种患者手术风险高，应积极做好术前准备。

（5）急诊手术：心脏瓣膜的急性病变或功能障碍，如二尖瓣脱垂、乳头肌断裂、人工机械瓣功能障碍等，导致血流动力学不稳定及心功能恶化，严重威胁生命，需要立即行急诊手术，否则有生命危险。

问题十九、换瓣后如何抗凝？

人工瓣分为生物瓣和机械瓣两种，植入体内的人工瓣相当于一种"异物"。血液在"异物"上更容易凝固形成血栓，血栓脱落会导致组织栓塞（脑栓塞等）或人工瓣功能障碍。所以，对于所有瓣膜置换术后的患者都需要给予抗凝，两种人工瓣的抗凝时间不同，置换了机械瓣膜的患者需要终身抗凝，生物瓣术后需要抗凝3～6个月。

问题二十、主动脉瓣轻度反流应如何治疗?

　　轻度主动脉瓣反流不需要治疗，及时复查心脏彩超就可以。但是一定要注意观察是否有心力衰竭、心功能不全，是否有风湿性心脏病和高血压，需要减轻心脏负担，并定时复查。日常生活中要注意预防感冒，忌食辛辣油腻食物。

第2章
****

脑血管疾病及神经系统相关疾病

一、脑梗死

脑梗死（cerebral infarction）又称缺血性脑卒中（cerebral ischemic stroke），是指因脑部血液循环障碍，缺血、缺氧所致的局限性脑组织缺血性坏死或软化。脑梗死是脑卒中最常见的一种类型，约占脑卒中的70%。2006年10月29日第1个世界卒中日成立。2011年世界卒中日的主题揭示了当今世界脑卒中的发病现状，提出了脑卒中四大特点：高发病率，高致残率，高死亡率，高复发率。目前全国脑卒中患者700万例，年新发250万例，年死亡150万例，致残率70%，严重致残率40%。

明确脑梗死的病因有助于判断预后、指导治疗及选择个体化的二级预防方案。脑梗死的病因分型方法很多，目前国际上最常用的是TOAST病因分型，其中大动脉粥样硬化型最常见，其次包括心源性疾病、小动脉闭塞，其他为明确原因型及不明原因型。大动脉粥样硬化型又依据其发病机制分为血栓形成、动脉到动脉栓塞、载体动脉病变堵塞穿支动脉、低灌注、混合机制。

脑梗死以偏侧肢体瘫痪、言语障碍、头晕等多种症状为主要表现，可根据病情进行溶栓、取栓、抗血小板聚集等多种治疗，及时治疗对于患者的预后有积极的临床意义。

总之，脑梗死是一个发病率、致死率、复发率高的疾病，治疗方法复杂，及时适宜的治疗及合理的预防对患者具有重要意义。了解脑梗死的相关知识，有助于快速、较好地与医师沟通，以尽快采取适宜的医疗方案，改善患者的预后。

问题一、什么是脑梗死?

脑梗死又称缺血性脑卒中，是各种原因导致脑血管急性堵塞，进一步导致脑细胞的缺血坏死引起一系列的临床症状，也就是通常所说的脑中风，患病者轻者肢体瘫痪、麻木，言语欠流利，重者昏迷或死亡。

问题二、怎么判断得了脑梗死?

如果突然出现以下症状：口角歪斜、一侧肢体无力麻木、走路不稳、言语含糊、答非所问、反应迟钝甚至性格改变等，都有可能发生了脑梗死。我们可以用简单的"120原则"判断亲属是否得了脑梗死。1是看一张脸是否对称，有无口角歪斜；2是让患者双手平举，看有无单侧无力；0是聆听，跟患者去交谈，看是否有言语含糊或理解受限。

问题三、得了脑梗死，该怎么办?

脑卒中有高发病率、高致残率的特点，得了脑梗死，正确的做法是正确把握6R原则：recognise（迅速识别卒中）；react（立即打急救电话）；response（送患者到有脑卒中资质的医院）；reveal（迅速而正确的诊断）；recept（在规范的医院内接受治疗）；rehabilitation（康复治疗）。

一旦发生脑卒中，可通过"卒中急救地图"，呼叫"120"急救电话，选择最适宜的卒中中心，将脑卒中患者从发病到接受系统化救治的时间大大缩短，实现早期诊断、早期治疗，最大限度地降低致残率和致死率。

避免陷阱一：不认识脑卒中的发作，判断错误。

应熟悉脑梗死常见症状：口角歪斜、半侧肢体无力、口齿不清，且可能是一过性的。但是出现这些症状时，很多人识别不到，不会引起他们的重视，往往以为是累了、没休息好，觉得休息一下、吃点东西，甚至还会等等看，然后再决定去不去医院。这样就耽误了最宝贵的抢救时间。

避免陷阱二：打电话给亲人或朋友，延误治疗。

脑卒中是急症，一经发现必须立即就医。很多人出现症状后，通知亲友送医或打电话寻求应对之策，这是对脑梗死后果认识不足，延误了溶栓治疗，也导致最佳抢救时间慢慢流失。

避免陷阱三：不用救护车送医院，延误抢救。

错误地用私家车或出租车到自己认为"好"或"信得过"的医院，因舍近求远耽误了抢救时间，其实自己并不了解治疗脑卒中最权威的医院。我们应该第一时间呼叫"120"急救电话。原因有二：①急救系统人员熟悉所在城市具备溶栓、取栓能力的医院；②他们会提前通知接收医院，进入抢救绿色通道，以最快的速度赢得时间，赢得大脑，赢得生命。

总之，得了脑梗死，应自查"120"快速识别脑卒中；拨打"120"快速赢得生命。

问题四、得了脑梗死，生活上应注意哪些事项？

（1）如果您或者身边的人处在脑梗死急性期，应该以卧床休息为主，避免过早运动，过早活动容易使症状加重；过早下地锻炼，容易发生跌倒、下肢骨折等，导致雪上加霜。

（2）大量饮水，保证脑灌注，以防诱发脑梗死加重。当脑灌注不足时，在动脉粥样硬化病变导致管腔狭窄的基础上出现低血压或血压波动时，会引起病变血管血流减少，病变血管远端脑组织发生低灌注，严重时会发生脑细胞坏死引起脑梗死加重。我们可以通过观察小便颜色简单判断摄入水的量，小便淡黄色，证明水量足够。当然，不能一次饮用大量的水，避免水中毒。

（3）饮食上要清淡，禁食肥厚油腻及油炸食品。全天摄入一啤酒盖的盐就足够了，全天摄入油量为15～20g，蔬菜摄入量为500g，水果摄入量为250g。

问题五、得了脑梗死，医师为什么要检查心脏？

脑梗死病因很多，30%左右的患者是由心脏疾病引起的，这种类型的脑梗死称为心源性脑梗死，引起心源性脑梗死的心脏疾病有心房颤动、心房扑动、心脏瓣膜病、人工心脏瓣膜、感染性心内膜炎、心肌梗死、心肌病、心力衰竭、心脏黏液瘤等。其中心房颤动是心源性脑梗死最常见的原因。存在以上疾病时，容易形成血栓脱落阻塞脑动脉；一些先天性心脏病如卵圆孔未闭，心脏存在异常通道，可导致静脉系统的栓子不经过肺循环而直接进入左心，引起反常栓塞，进一步导致脑梗死。住院期间医师不仅是给予患者药物治疗，更重要的是查找引起脑梗死的原因，帮助患者制订回家后的预防方案，避免脑梗死复发。脑梗死的5年复发率在40%左右。

问题六、哪些人群容易得脑梗死？

（1）高血压：高血压患者脑梗死的概率明显增加，这是由于长期高血压会对血管壁造成损伤，导致脑内微小动脉分支硬化闭塞，进而导致脑梗死。

（2）高脂血症：血脂升高能够增加血液黏稠度，最终发生脑组织血液供应不足，导致脑梗死。

（3）高血糖：高血糖也可以增加血液黏稠度，并且可损伤血管，增加血栓的发生率。

（4）吸烟、饮酒：吸烟、饮酒对身体的损害是一个慢性过程，长期吸烟饮酒对血管内皮造成损害，容易形成血栓，不但增加脑梗死的患病率，还增加冠心病、肝病、癌症等疾病的患病率。

（5）遗传因素：父母兄弟姐妹有脑梗死病史的患者，患脑梗死的概率比普通人要高。

（6）肥胖：尤其腹型肥胖者。

（7）风湿性心脏病、静脉血栓：这些栓子不稳定脱落到脑血管，也是导致脑梗死发生的原因。

问题七、得了脑梗死怎么预防？每年输液2次有必要吗？

很多老百姓都会每年输液，或者口服安宫牛黄丸，来保养身体，避免脑梗死复发。这种做法是不科学的，也没必要，靠输液是预防不了脑梗死的。正确的做法是什么呢？

（1）根据医师为您制订的口服药物计划，按时服药，一定要定期复查。尤其是降血脂的药物，要注意复查肝肾功能、血脂，不可擅自停药。医师会根据复查结果，及时发现药物副作用及药物疗效，据此指导下一步治疗。

（2）注意控制高血压、高血糖、高脂血症、高同型半胱氨酸血症、高尿酸血症、高体重等。

（3）改善生活习惯，做到"两戒三少心态好，适度运动保睡眠"，一定要"戒烟戒酒，少盐少油少熬夜"，避免情绪激动。

（4）疾病方面应重点注意以下4点：①控制血压；②控制血脂；③应积极防治糖尿病；④控制心脏病等危险因素。

（5）日常生活行为要注意以下10点：①管住嘴，口味淡一点，品一品自然的味道；②适度运动；③离开烟酒照样可以交朋友；④不要等困了再休息，自己的身体自己心疼一点；⑤老年人注意改变体位时动作要缓慢一点，多吃蔬菜预防便秘；⑥养成关注气候变化的习惯；⑦每天饮水要充足；⑧少看电视、上网等；⑨凡事想开，保持好心情；⑩定期体检，早防早治。

总之，您不重视脑卒中，脑卒中就会重视您，让我们一起加油。

问题八、体检发现有腔隙性脑梗死怎么办？严重不严重？

如果您在80岁以上，则腔隙性脑梗死很常见，且属于小血管闭塞性质的改变，一般不太严重。

如果您在60～70岁，腔隙性脑梗死也比较常见，此时一定要查找病因，积极进行预防，避免出现大面积脑梗死。

如果您在40～50岁出现腔隙性脑梗死，则较为严重，需要完善相关检查，尽量查找引起脑梗死的危险因素，做好预防。

如果您在30～40岁的时候就出现腔隙性脑梗死，建议您尽快到医院完善全面检查。

问题九、体检发现有颈动脉斑块，该怎么办？

颈动脉斑块是脂质沉积到血管壁上导致的血管管腔狭窄，斑块分为软斑块和硬斑块，就如同水管里长了水垢一样。专科医师会通过斑块的大小、性质，有无导致血管狭窄来判断其严重性。如果彩超报告斑块为高回声的，且没有造成血管狭窄，那么这样的斑块不用担心。如果彩超报告斑块为低回声、等回声、混合回声斑块，或者斑块导致血管狭窄，那么就需要药物治疗。至于如何用药，需要到门诊咨询专科医师。

问题十、得了脑梗死，出院后也正规吃药了，为什么再次发作？

脑梗死的病因较多，首先要控制危险因素，出院后除了按时吃药、定期复查外，还要注意生活方式的改变，戒烟戒酒，低盐、低脂饮食，多喝水。用药效果不佳者，应进一步完善基因检测，检查有无药物抵抗或代谢率下降，如果有，需要换药。还有某些少见原因，需要筛查清楚。

问题十一、脑血管造影术是什么？

脑血管造影术是一种可提供脑部血管影像的血管造影

术，可探知到动静脉狭窄、静脉畸形和动脉瘤等脑部血管异常。通俗地讲，是将导管插入一根大动脉（如股动脉）中，然后通过循环系统使其达到颈动脉和椎动脉，并将造影剂由此处注入，在造影剂到达脑部动脉系统后拍一系列照片，直到其到达静脉系统并完全显现。脑血管造影是评价脑血管的金标准，对脑梗死患者，可以准确评估血管病变，评估血管代偿情况并给予精准二级预防，包括口服药物治疗或手术治疗。故对于脑血管病患者，建议行脑血管造影术。

问题十二、脑血管也可以放支架吗？

目前脑血管支架置入技术已经非常成熟。脑血管支架置入术需要严格的适应证，尤其对急性脑梗死患者而言。

脑血管狭窄患者不是都需要放支架，无症状的脑血管狭窄，或者说症状轻微的脑血管狭窄可以通过药物治疗获得比较好的效果，也可以通过持续的药物治疗维持很长时间；重度血管狭窄，尤其是此血管是此次脑梗死的责任血管，在合适时机，经过介入医师综合评估，给予脑血管支架置入可以起到很好地预防脑梗死复发的作用。

问题十三、得了脑梗死后，还可以好起来吗？

得了脑梗死后，患者是有可能基本恢复正常的，经过积极治疗后，患者可仅有轻微的肢体活动障碍，或轻微的感觉障碍，有时也可能会有轻微的共济失调。本病急性期的病死率5%～15%。存活的患者中，致残率约50%。

问题十四、得了脑梗死，可能会做哪些检查？

如果经过医师诊断，您患了脑梗死，医师会从一般情况评估、血管评估、针对病因评估、针对斑块性质的评估及侧支循环及复发风险评估、个体化药物代谢情况评估等方面为您安排头颅CT检查、头颅MR或头颈部CTA或脑血管造影检查、颈部血管彩超、心脏彩超，并完善肝肾功能、血脂、血糖、血同型半胱氨酸、尿酸等检查，还有血常规、便常规检查，必要时完善免疫检查及基因检查。做这些检查的目的是尽量寻找出病因及危险因素，尽可能为您提供个体化治疗及预防方案，同时避免药物副作用。

问题十五、脑梗死后需要终身服药吗？

脑梗死后是否需要长期服药要根据患者的基础疾病情况，比如高血压、高血糖、高血脂，这些情况都需要长期服药控制，减少脑梗死复发的风险。但是需要强调的是，需要对药物的副作用及疗效进行监测，及时调整治疗方案，这就要求患者一定要定期复查。

问题十六、脑梗死有哪些治疗方案？

脑梗死的治疗应根据不同的病因、发病机制、临床类型、发病时间等确定治疗方案，给予个体化治疗。

（1）一般治疗：保证呼吸道通畅、吸氧、保证脑灌注、控制血糖、预防吸入性肺炎、预防上消化道出血、预防下肢静脉血栓及维持水电解质平衡的治疗等。

（2）特殊治疗：在发病4.5小时内，排除禁忌证，可给予静脉溶栓治疗，必要时行动脉溶栓、血管内介入治疗。溶栓24小时后排除颅内出血，根据病情可给予单抗或双重抗血小板聚集、降血脂稳定斑块、促进侧支循环建立、清除氧自由基等治疗。对低血压或脑血流低灌注所致的急性脑梗死可考虑扩容治疗。对大脑半球的大面积脑梗死，水肿明显时可行去骨瓣减压术。

（3）康复治疗：病情稳定后尽早给予康复治疗，康复的目的是减轻脑卒中引起的功能缺损，提高患者的生活质量。

问题十七、病情发作后又好转，是不是就不用管了？

我们经常会碰到，患者突然出现偏侧肢体无力、麻木、言语不清，甚至出现一过性单眼黑矇，但是持续数分钟到数小时后，症状完全缓解。症状已经恢复，是不是就意味着万事大吉呢？这么想可就错了。

这种情况可能是患了短暂性脑缺血发作。短暂性脑缺血发作与脑梗死的症状非常相似，只是症状持续时间短暂，且短时间内恢复，最重要一个特点是容易反复发作，多次发作后有20%～30%的患者进展为脑梗死。简单地说，短暂性脑缺血发作就是脑梗死的前兆。

所以，如果出现上述情况，千万不可大意，一定要到神经科门诊就诊，专科医师会详细询问病史，给予专业评估，根据评分高低决定是需要在门诊完善相关检查，还是需要住院治疗。

问题十八、康复治疗对于脑梗死的预后重要吗？

在住院期间给予药物治疗后，可有30%～40%的患者功能未完全恢复，存在一定程度的后遗症和功能障碍，导致生活不能自理。怎么办？过了急性期，口服用药大部分为预防脑卒中复发的药物，这时就需要及时康复治疗。康复治疗就是采取各种治疗，尽量改善脑卒中患者生活质量，让不能起床的患者站起来，站起来的患者能够走起来，言语不清的患者说话清楚一点，靠胃管进食的患者能拔除胃管，以提高他们的生活自理能力和生活质量。

康复治疗怎么做？发病早期在病房康复，生命体征平稳后在康复中心做康复治疗，出院后在社区或家中继续康复治疗。因此，康复治疗不仅需要康复医师参与，也需要社区、患者和家庭共同配合完成，让我们共同帮助患者尽早回归生活，重返社会。

二、脑出血

脑出血（intracerebral hemorrhage，ICH），俗称脑溢血，是指原发性非外伤性脑实质内出血，也称次发性脑出血，占我们常说的中风（脑卒中）的20%～30%。年发病率为60～80人/10万人。脑出血发病凶险，发病30天的病死率高达35%～52%，仅有20%的患者需要6个月才能够恢复生活自理能力，这样非死即残的结局，给家庭社会带来沉重的负担。因此，我们希望通过以下内容提高大家对于脑出血的认识，以期早期发现、诊治脑出血患者，改善其生活质量和预后。

问题一、什么是脑出血？脑出血和脑梗死有什么关系？

脑出血是指非外伤性脑实质内血管破裂引起的出血。

简单地说，我们把人的头部大致分成两部分：一部分是头部的骨头，也就是颅骨，构成的头部框架；另一部分是框架里面的"内脏"，也就是脑组织，我们把这一部分常称为"脑"。顾名思义，脑出血就是脑组织里面的出血。

脑出血（又称出血性脑中风）和脑梗死（又称缺血性脑中风）合称为脑中风。二者的表现有许多相似之处，如大多见于50岁以上的人，有程度不同的半身不遂，瘫痪一侧的鼻唇沟较浅，口角下垂，瘫痪一侧的肢体麻木，可能出现话语不清或失语等。但是，二者在治疗上有一些方面却恰恰相反，故需要在发病早期进行鉴别。两者的区别表现在以下三点。

一个是堵，一个是破。脑梗死最常见的原因是动脉粥样硬化斑块引起的血管狭窄。当血管狭窄程度越来越重，供应脑组织的血流减少时，脑组织出现不同程度的坏死，这就是脑梗死。而脑出血最常见的原因是高血压。长期血压增高引起血管壁变薄，当出现外界因素刺激时，血压急剧升高，薄弱的部分破裂，脑血管破裂后血液进入脑内，形成血肿压迫脑组织引起相应症状，这就是脑出血。

一个立现，一个多变。脑出血发病急且进展迅猛，症状常在数分钟至数小时达到高峰，一出血就会表现出剧烈头痛、呕吐、偏瘫、语言障碍、意识不清、血压明显升高等，随着出血量的增加，还易引起脑疝等。相对而言，脑梗死的发展比较复杂，有的会突发大面积梗死，有的则表现为多发性、逐渐加重。例如早期表现出麻木、偏瘫等，后期可进展为头痛、呕吐等。

一个喜动，一个喜静。脑出血往往在白天的活动中骤然起病，多由情绪不稳定、用力过猛、过度劳累、气候变化等引起。人情绪过激时，血压会迅速升高；熬夜、高强度工作后，血压会变得不稳定；气温升高会导致出汗增多，血流阻力增加，进而造成脑血管压力增大。这些外界因素的变化都会促使血压处于较高水平，引发脑出血。脑梗死则大多发生在休息甚至睡觉时，常在睡醒时出现症状，病情进展缓慢，偏瘫症状在数小时到数天内越来越明显，意识常保持清晰。

值得注意的是，个别轻度脑出血和大面积脑梗死患者的症状不是十分典型，临床上不好区分，因此不能仅凭症状判断，需要靠脑CT确诊。

问题二、出现什么情况提示可能得了脑出血？

如果在活动中突然出现以下症状，都提示有可能发生了脑出血，需立即就医。

（1）头痛，恶心，呕吐。

（2）不同程度的嗜睡、昏迷。

（3）偏侧肢体瘫痪、偏侧肢体麻木、言语不清。

（4）视物模糊。

（5）头晕，行走困难。

问题三、身边有人出现脑出血症状后，该怎么办？

脑出血由于发作突然、进展迅速，如果患者家属不清楚一些急救措施，很有可能导致患者没有得到及时的治疗而发生不幸或严重残疾。因此了解一些脑出血的急救措施至关重要。

（1）要保持镇静，立即拨打120急救电话。

（2）如果患者晕倒在卫生间、浴室等狭小、密闭的场所，应尽快转移到宽敞、通风的地方，再次移动时要保持头部水平位搬运，以免堵住呼吸道造成窒息，也要避免震动头部。

（3）如果患者清醒，要尽量安慰使其情绪平稳，不要过于躁动。

（4）如果患者昏迷，不要大声叫喊或猛烈摇动，要将其平卧，头部转向一侧，这样呕吐物就能流出口腔，防止窒息。

（5）患者昏迷并发出强烈鼾声，表示其舌根已经下坠，可用手帕或纱布包住患者舌头，轻轻向外拉出。

（6）在"120"到来之前，防止患者窒息。有意识障碍和呕吐者要就近侧卧位，即将患者一只手垫在耳朵侧面，然后腿摆成直角作支撑，帮助患者侧卧，最后让头部上仰，这个姿势能防止舌头后坠，阻塞呼吸道，有利于呕吐物从口腔流出。

（7）如果有义齿，应及时取出义齿，及时清除口腔呕吐物。

（8）一旦窒息，尽快掏净口腔，并进行人工呼吸。

（9）入院后，目睹患者发病过程的家属或路人应该向医师描述发病过程。

此外，脑出血时切忌以下操作。

①禁止摇晃和反复搬运：过分地摇动患者的头部，晃动患者的身体会增加颅内出血量，加重脑水肿。

②禁止仰面平卧：易呕吐窒息。

③禁止按人中穴：会因为这种按压而堵住气道，造成患者窒息。

问题四、进入医院后医师可能做哪些检查？

（1）头颅CT：是确诊脑出血的首选检查。CT可准确显示出血的部位、大小、脑水肿情况等，有助于指导治疗和判定预后。

（2）头部MRI检查：更易发现脑血管畸形、肿瘤及血管瘤等。

（3）脑血管造影：有助于发现脑出血病因。

问题五、进入医院后医师可能做哪些治疗？

脑出血治疗是一个系统工程，治疗方式与出血部位出血量及患者的既往疾病有关。治疗方案包括内科治疗、外科治疗、康复治疗。

（1）一般来说，出血比较多，或者出血的位置处于可能威胁生命的脑干等部位，或者进行性恶化的患者需要手术治疗。主要手术方式包括去骨瓣减压术、小骨窗开颅血肿清除术、立体定向钻孔血肿抽吸术、脑室外引流术。目前主要根据出血部位，出血量及患者年龄、意识状态、全身状态决定。手术治疗除可以挽救患者的生命外，也更有利于患者的术后生存质量。

（2）当出血量不是特别多，出血部位不是很关键时，则选择药物控制。绝对卧床，保持安静，避免情绪激动，避免血压升高。镇静、镇痛，对症处理。避免剧烈咳嗽，避免用力大便，便秘者可给予缓泻剂。其中最重要的是血压的管理，因为它是控制出血和再出血的关键点。

（3）脑出血稳定后，需要进行康复治疗，以促进患者肢体功能的恢复。

问题六、引起脑出血的原因有哪些?

1.慢性原因　高血压是脑出血最重要的病因及危险因素。长期高血压会导致血管发生小血管透明样变性,与年龄增长、糖尿病、高脂血症、吸烟等因素混合在一起,会导致血管容易破裂,且走行迂曲,尤其在基底节区,有些血管甚至形成了直角,这就让血管更容易被血流冲击,就像汽车在高速急转弯的时候容易冲出跑道一样。因此当有其他诱发因素出现的时候,如情绪激动、天气改变、便秘、屏气等动作导致血压突升,薄、脆、弯的血管就会破裂。

脑出血的原因包括老年脑淀粉样血管病,微出血灶,动脉瘤,血管畸形,肿瘤,出血性梗死,血液凝固性不足(例如有血友病、肝硬化、尿毒症、吃抗血栓药物等)。

2.急性诱因　脑血管的破裂常因血压的上升引起,因此在日常生活中,应随时避免以下会使血压升高的行为及状况。

(1)压力负荷大:激烈运动,突然过度用力(如拿重物、用力解大便),熬夜赶时间等。

(2)情绪负荷大:情绪激动(如生气,兴奋),太紧张(过度加班,熬夜打牌)等。

(3)寒冷:寒冷会使身体的血管和肌肉收缩,因此会使血压升高。

(4)酗酒、暴饮暴食:中、重度饮酒及暴饮暴食会使血压明显上升,引发脑出血。

(5)有高血压的患者,忘记吃降血压药。

问题七、脑出血患者能恢复到正常状态吗？

脑出血总体预后较差，能否恢复到正常状态关键看出血的部位，出血量的大小，其次与患者年龄、出血的原因，出血后并发症的发生和严重程度，如脑水肿、脑积水、颅内压增高及系统性疾病如肺栓塞，心肌梗死和肺炎等，以及脑出血以后采取的救治措施有关。

恢复情况可以简单分为以下三类。

（1）患者脑出血部位比较关键，出血量比较大，出院以后病情比较严重，容易有生命危险，更为严重者，甚至等不到送往医院。

（2）一部分患者脑出血后生命体征稳定，病情不再进展，行早期综合康复治疗后有一些轻度残疾，生活上依旧能进行自理。

（3）如果出血的部位不太重要，出血的量不大，对患者产生的影响本身就比较轻，有的患者血肿吸收以后，通过积极的康复锻炼，可以完全恢复正常。

问题八、脑出血与年轻人无关吗？

在我们的印象当中，脑出血这种疾病似乎只发生在老年人，其实年轻人也可以发生脑出血。

年轻人或者小孩发生脑出血的原因有以下几点。

1.脑血管畸形　大部分是先天性脑血管发育畸形。脑动、静脉本该是顺畅、规律的，现在却是一团乱七八糟的血管，就像是个毛线团。本来血管壁就薄，而脑血管随着年龄增长也在生长，最后的结局就是血管壁越来越薄，就像气球越吹越大，血管壁发育不完善。再加之各种前面提到的诱发因素，如剧烈活动时就"爆"了。很多年轻人都是打篮球的时候脑血管破裂。所以，年轻人发生脑出血，通常是自身存在缺陷。经常头痛是年轻人或小孩脑血管畸形最典型的症状，需要引起家长重视。再就是有些小孩癫痫，或是出现一过性的肢体无力、麻木、头晕，这种情况也建议到医院检查脑血管。因此，对于不合并高血压的年轻人的脑出血一定要警惕脑血管畸形。脑血管畸形的治疗方法主要有手术切除和介入栓塞治疗，具体哪种方法需要医师根据脑血管畸形的部位、大小、造影结果决定。

2. *颅内动脉瘤*　动脉瘤一般发生于人脑的大血管，简单地说，颅内动脉瘤就像汽车轮胎的鼓包，这种鼓包一般是由于动脉炎症或长期血流冲击造成。由于动脉瘤壁缺乏完整的血管结构，因此容易破裂出血。高血压并非动脉瘤的主要致病因素，但能促进囊性动脉瘤形成和发展。由于动脉瘤一般发生于颅内的大血管，因此动脉瘤一旦破裂出血一般都很凶险，死亡率约25%，幸存者致残率也接近50%，如有条件尽早夹闭或栓塞动脉瘤，杜绝其再次破裂出血是挽救患者的唯一方法。

3. *不良生活方式*

（1）工作压力大：中青年人的生活工作压力大，经常熬夜，精神处于高度紧张之中，容易患脑出血。

（2）吸烟、饮酒：有些年轻人喜欢吸烟、饮酒，长期吸烟则体内血管脆性增加，长期饮酒引起血管收缩，舒张调节障碍，都会导致脑出血高发。

（3）不健康饮食：现在社会经济水平不断提高，很多人往往无肉不欢，很多年轻人多以炸鸡、汉堡等快餐为主要饮食选择。

（4）缺乏锻炼：饮食的不健康，再加上缺乏锻炼，自然而然会导致体重增加，再加上而现今坐办公室的人群越来越多，长期如此，会导致腹部脂肪堆积，这也是脑出血的高危因素。

问题九、得了脑出血为什么要做脑血管造影？

脑血管造影检查是经过股动脉或肱动脉插管，注入造影剂，显示颅内动脉、静脉、毛细血管的形态、分布和位置。大部分脑血管造影可以通过局部麻醉完成。行脑血管造影检查主要是为了寻找患者发生脑出血的原因，如脑血管畸形、动脉瘤、动静脉瘘等。

问题十、脑血管造影有哪些危害？

脑血管造影风险主要是围手术期的并发症。主要有以下几点。

1.穿刺部位损伤。局部血肿最多见。造影后要卧床、穿刺部位禁止弯曲活动12小时甚至24小时。其次是腹膜后出血，发生率极低，但严重者可能会导致休克需要再次手术。

2.操作过程导致血管痉挛、斑块脱落、血管闭塞，导致急性脑缺血。

3.造影剂相关并发症（过敏、造影剂肾病、造影剂脑病），造影后要鼓励患者大量喝水，促进造影剂排出。其中造影剂过敏是最严重的并发症，主要发生于有过敏史、甚至过敏体质的患者。

问题十一、轻微脑出血要治疗吗？

　　脑出血就像中枢神经系统发生"地震"。第一次地震即使再轻微，也要当心第二、第三次及注意余震的发生。同样道理，第一次发生脑出血，即使出血量再少、症状再轻微，也不容忽视，要积极应对，寻找原因，防治出血继续增大、预防脑出血再次发生。

问题十二、脑出血的患者为什么要康复？如何康复？

　　康复实际上就是践行一个原则：用进废退！这条法则在生物界广泛适用。当你反复使用某项功能时，生物体自然会增强这种功能，包括从身体构造和生理功能上；因此当脑损伤后遗症出现时，进行合理的康复训练，会通过脑功能重塑和内在细胞功能活化等途径在一定程度上恢复患者的肢体功能，以改善患者的生活质量。

　　康复何时介入？在保证生命体征稳定情况下，尤其是保证血压平稳的情况下，应尽早开展。目前康复强调要早期介入，越早越好，尽早下床训练，早期损伤后脑的可塑性是最强的。

　　康复强度多大最合理？康复强度应该是个体化的，应该是科学评估后制定出来的，采用循序渐进的方式，如要跑马拉松，从一个从来没有参加跑步活动的新手到一个长跑健将，应该有一个长期的计划才行，决不是一蹴而就的。具体训练强度标准：不出现心慌气短、头痛、头晕等症状（安全第一），以可以有点累，但不出现明显疲乏感觉为好（适度提高）。

问题十三、如何预防脑出血?

1. 积极治疗，控制原发病　高血压是脑出血最重要的危险因素，因此控制好血压对于脑出血的预防至关重要。高血压患者在日常生活中需重视监测血压，最好每天测一次。服药千万不能跟着感觉走，要根据医嘱合理服药，不能自行停药。尤其要注意早、中、晚的血压变化，血压高了，要在医师指导下及时调整药物，以减少心脑血管的危险隐患。

2. 稳定情绪　保持良好的心态，避免过于激动。做到心境平静，减少烦恼，悲喜勿过，淡泊名利，知足常乐。遇到重大事件应注意冷静，避免情绪过度激动，防止血压突增。

3. 养成健康的生活方式　切勿过量饮酒，酒精会使血压波动特别大，极易引发脑出血。

根据自身健康状况，进行一些适宜的体育锻炼，如散步、打太极拳、广播体操等，促进血液循环。同时增强机体抵抗力，不熬夜，避免体力和脑力劳动过度，超负荷工作可诱发脑出血。

4. 注意天气变化　老年人对天气适应能力减弱，过冷、过热都会使血管过于紧张收缩或血黏度增加，诱发脑出血。根据天气变化，随时增减衣服。

5. 防治便秘　大便燥结，排便用力，不但腹压升高，血压和颅内压也随之上升，极易使脆弱的小血管破裂而引发脑溢血。预防便秘，要多吃一些富含纤维的食物，如青菜、芹菜、韭菜及水果等。进行适当运动，早晨起床前腹部自我保健按摩，严重时用适宜的药物如麻仁丸、口服蜂蜜或开塞露、甘油外用等，都能有效防治便秘。

6.定期检查 中老年人应定期体检，监控血压及血液黏稠度，以便尽早发现并及时治疗诸如高血压、动脉硬化等疾病。必须控制好血压，并降低血脂及胆固醇，保持血管的弹性。

- -

三、帕金森病

帕金森病（Parkinson disease，PD），是较常见的一种神经变性疾病，一般呈慢性起病、进行性加重，临床表现为静止性震颤、肌强直、运动迟缓和姿势步态异常等。我国目前约有帕金森病患者200万，占全球发病人数的40%～50%，且近年来帕金森病的患病率逐渐上升（全国每年新发患者数达10万以上），并趋于年轻化。该病的平均生存期为10～30年，如果在发病早期能得到及时的诊断和正确的治疗，大部分患者不会出现明显的工作、日常生活能力受损，随着疾病阶段的发展，上述临床症状也会逐渐加重，晚期可因严重的全身肌肉僵直导致卧床，不能随意活动，最终死于肺炎、骨折等各种并发症。然而遗憾的是，虽然该病是一种常见的疾病，但在临床工作中却极易被误诊。约50%的患者在初级治疗中被误诊，高达10%的患者在专业诊所误诊；加之人们对帕金森病缺乏认识，在疾病早期不够重视，甚至部分人认为这种病变是老年人正常改变，未能及时就诊、接受治疗（约40%以上的帕金森病患者没有接受正规治疗），从而错过最佳治疗时间。因此，多数患者就诊时已进展为疾病晚期，已严重影响到患者的工作和日常生活能力。

问题一、什么是神经变性疾病？

神经变性疾病是指各种原因导致神经细胞发生变性、凋亡等病理改变，最终导致正常神经结构和功能减退的一类疾病，这类疾病大多隐匿起病、缓慢进展。据新的研究报道，这类疾病发病率正逐年上升，但目前针对这一类疾病尚无有效、特异的治疗方法。

问题二、帕金森病的历史由来及具有里程碑意义的重大发展事件有哪些？

帕金森病是由英国医师James Parkinson于1817年首次描述的，当时又称为震颤麻痹（paralysis agitans），1865年威廉·桑德斯（William Sanders）提出"帕金森病"这一名称，而后由法国神经病学家让-马丁·夏科特（Jean-Martin Charcot）进行了推广。为纪念首位对帕金森病进行描述的医师James Parkinson，欧洲帕金森病联合会从1977年开始，将他的生日，即每年的4月11日定为"世界帕金森日"。

20世纪70年代前后，关于帕金森病的左旋多巴替代疗法是神经病学治疗史上的重大成就，从此开启了药物治疗帕金森病的时代。随后大脑深部电刺激治疗极大地缓解了不能耐受长期药物治疗的患者的症状。

问题三、帕金森病常见的临床表现有哪些？

帕金森病的临床症状可分为运动症状和非运动症状。运动症状包括运动迟缓、静止性震颤、肌强直、姿势步态异常等，也称为帕金森病的四大主征。非运动症状包括感觉障碍、睡眠障碍、自主神经功能障碍、精神障碍。

1. 运动症状

（1）运动迟缓：即运动缓慢和在持续运动中运动幅度或速度下降（或者逐渐出现迟疑、犹豫或暂停），通俗地讲就是指"慢"。"慢"是帕金森病最重要的运动症状。患者可表现为多种动作的缓慢，包括发声、面部、步态、四肢等动作中，如起立、转身、拇指与示指的对指动作、面无表情、眨眼少、讲话缓慢、语调变低、发音单调、吐字不清等。

（2）静止性震颤：即肢体处于完全静止状态时出现的震颤，通俗地讲就是肢体及头部的"抖动"，通常为本病的首发临床表现。多数患者肢体震颤从一侧上肢远端（手部）开始，逐渐累及同侧下肢，之后发展至对侧上肢、对侧下肢，即呈"n"字形发展。这种抖动的特点为静止时明显、精神紧张时加剧、随意运动时减轻、睡眠时消失；但在疾病晚期，肢体抖动变为经常性，在随意运动时也不减轻或停止。

（3）肌强直：即当患者全身处于放松体位时，四肢及颈部主要关节的被动运动缓慢，通俗地讲就是"僵"。多数患者因躯干及肢体肌肉僵硬而表现出相应的特殊姿势，我们可以将之形象地描述为头部及躯干部向前倾斜、肘关节弯曲、手腕向手背部弯曲、前臂（指肘关节以下部位）贴近躯干、髋关节和膝关节弯曲。当影响手部肌肉时还会出现手部不能做精细动作，写字越写越小。

（4）姿势步态异常：轻症患者行走时抖动侧肢体摆臂动作减少、下肢拖拽，随着病情的进展，逐渐出现双上肢摆臂动作消失、双足擦地行走、步态变小变慢、遇到障碍物不敢跨越；中晚期患者因平衡功能减退而出现行走不稳、容易跌倒，甚至发生骨折；有时行走过程中双足突然不能抬起好像被粘在地上一样；还可以出现"慌张步态"，这是帕金森病患者的特有体征，表现为迈步时以极小的步伐向前冲，越走越快，不能立刻停下脚步。

2. 非运动症状

（1）感觉障碍：患者在早期即可出现嗅觉减退，中晚期可出现肢体麻木、疼痛、痉挛。

（2）睡眠障碍：睡眠节律紊乱、不宁腿综合征。

（3）自主神经功能障碍：便秘、血压偏低、多汗、排尿障碍、流汗。

（4）精神障碍：常伴抑郁、焦虑，中晚期部分患者常合并认知障碍乃至痴呆，以及幻觉（尤其为视幻觉）。

问题四、引起帕金森病上述症状的脑部病理及生化改变有哪些？

大量尸检发现，帕金森病患者的大脑外观较正常人无明显改变，脑重量一般在正常范围内。主要有两大病理改变：一是位于黑质的多巴胺能神经元及其他富含色素的神经元大量变性丢失，组织切片上显示为黑质、蓝斑、迷走神经背核等处色素脱失，其中以黑质处最为明显，其外观颜色变浅甚至完全无色；二是残留的神经元胞质内出现嗜酸性包涵体（即路易小体，Lewy小体）。

正常情况下这些富含色素的神经元细胞（或称多巴胺能神经元）可合成、分泌一种称为多巴胺的神经递质，随着疾病的进展，富含色素的神经元细胞，尤其是位于黑质纹状体内的多巴胺能神经元，发生大量的变性、凋亡，以致其分泌的多巴胺含量严重减少，造成中枢神经系统内神经递质功能失衡，从而使患者出现明显的临床表现。

问题五、什么原因导致大脑出现一系列病理变化？

从1817年英国医师James Parkinson首次对帕金森病描述起，距今已有200多年的研究历史，由于其原因和发病机制十分复杂，确切的病因至今未明，到目前为止研究显示可能与以下因素有关。

（1）年龄因素：本病主要发生在50岁以上的中老年人，40岁以前相对少见，65岁以上发病明显增多，男性稍高于女性，由此推断老龄可能是发病因素之一。当各种致病因素使多巴胺能神经元变性丢失的数目达50%以上，这时合成和分泌的多巴胺含量就会减少近80%，此后就会逐渐出现帕金森病的运动症状，而一般正常情况下，神经系统老化并不会达到这么严重的程度。

（2）环境因素：研究证实环境中与1-甲基-4-苯基-1,2,3,6-四氢吡啶（MPTP）分子结构相似的工业或农业毒素，如某些除草剂、杀虫剂、鱼藤酮、异喹啉类化合物等可能与帕金森病的病因有关。现有较多的流行病学调查结果显示，长期接触或生活在上述相关环境者帕金森病发病率高，而饮茶、喝咖啡者的帕金森病发病率低。

（3）遗传因素：帕金森病患者中绝大多数为散发病例，国外报道10%～15%的帕金森病患者有阳性家族史。家族性帕金森病患者有多代、多个家庭成员发病，临床表现与散发性帕金森病有所不同，如伴有共济失调、锥体系损害体征、痴呆及起病早、病程短等。家族性帕金森病虽少见，却为研究帕金森病的遗传因素提供了极好的机会和条件。

总之，越来越多的研究显示，帕金森病的致病并非单一的、独立的因素，很可能是由上述原因共同作用导致的结果。

问题六、一旦出现肢体抖动就能诊断为帕金森病吗？

肢体抖动常为帕金森病的首发症状，也是帕金森病患者就诊最常见的原因，但并不是所有的肢体抖动都是帕金森病。肢体抖动可以是帕金森病也可以是其他疾病的表现，临床上会导致肢体抖动的疾病还有甲状腺功能亢进症（甲亢）、特发性震颤等。一般需要通过对震颤形式及合并的其他症状进行分析加以区分，而这需要有丰富临床经验的专科医师才能做出准确判断。

简单地说，甲状腺功能亢进引起的肢体抖动多为双侧上肢的细颤，频率快，同时合并有心悸、焦虑、失眠、暴躁、易激惹，食欲增加但消瘦，年轻女性多见，通过甲状腺功能检查可明确诊断。

原发性震颤常表现为双手及头部抖动（摇头样），1/3有家族史，各年龄段均可发病，姿势性或动作性震颤为唯一表现，无肌强直和运动迟缓，通常饮酒或服用普萘洛尔后可显著减轻。

帕金森引起的肢体抖动常由一侧上肢起病，以后依次累及同侧下肢、对侧上肢、对侧下肢，头部抖动为点头样。肢体抖动在静止时明显，情绪激动时加剧。此外还有肢体僵硬、运动缓慢等症状。

问题七、出现了上述帕金森病的症状应该怎么办?

帕金森病患者头颅CT或磁共振检查及常规检查不具有特异性、常无特征性改变，主要应由临床经验丰富的专科医师根据患者的临床表现做出诊断，长期的随访观察对确诊该病尤为重要。因此，建议出现肢体抖动、肢体僵硬、行动迟缓等运动症状时，及时到神经内科就诊，并在门诊长期随诊。

问题八、帕金森病患者常见的并发症有哪些?

尽管帕金森病本身不是致命性疾病，一般不影响寿命，但是若未得到及时合理的治疗，随着疾病的进展很容易导致身体功能下降，甚至生活不能自理而致残，最后出现如肺炎、泌尿系统感染、骨折、吞咽困难等可能威胁生命的并发症。对帕金森病患者来讲，常见的、致命的、严重的并发症主要有以下几方面。

（1）外伤：帕金森病患者最常见的并发症。晚期帕金森患者肌强直、姿势步态异常症状逐渐加重，肢体挛缩、畸形、关节僵硬，导致患者出现平衡障碍，在湿滑地面行走、地面有障碍物等情况时，容易出现跌倒甚至骨折。作为照料者应加强意识，避免各种外伤，并帮助患者进行适度的主动、被动训练。

（2）感染：这对帕金森病患者来讲是比较严重的，有时甚至是致命的并发症。疾病晚期患者因全身肌肉强直，活动明显减少，甚至导致卧床状态，加之咽部肌肉强直、不协调导致的反复的饮水呛咳症状，易引发吸入性肺炎，甚至窒息。此外，活动受限后，抵抗力明显下降，这也使患者容易并发肺炎、胃炎等。

（3）自主神经功能障碍：主要引起消化系统的并发症，因胃肠平滑肌强直、协调障碍，导致患者有餐后腹部饱胀、呃逆、呕吐等症状，部分患者因结肠功能不良而出现便秘，研究报道这一并发症的发生率高达50%～67%。

（4）尿频：尤其是夜间尿频，给患者及其照料者都造成很大困扰，随着病情的进展，容易使患者并发泌尿系统感染，严重者会出现肾功能损害，这对专科医师来说也是一个很棘手的问题。

（5）其他：除外躯体并发症，很多患者同时合并有心理及情绪方面的并发症。患者因肢体震颤、言语障碍、活动不灵等症状，使其有自卑感、羞耻感，慢慢开始远离公众，不参加社会活动，甚至脱离社会，有时还会出现焦虑、抑郁、失眠等精神障碍。

问题九、帕金森病的治疗方法有哪些？

时至今日，帕金森病仍然是一种不可治愈的疾病。但有越来越多的资料表明，对于帕金森病尽早明确诊断并在早期进行医学、心理、社会等多方面的干预能显著提高患者的生活质量、延长患者的生存时间，使患者在很长一段时间内拥有与普通人相似的生活质量。

对于帕金森患者，要采取全面综合的治疗，治疗方法和手段包括药物治疗、手术治疗、运动疗法、心理疏导及照料护理等。

（1）药物治疗：为首选，且是整个治疗过程中的主要治疗手段。药物治疗强调个体化，尽可能维持低剂量，以最小剂量达到相对满意的效果。

（2）手术治疗：是药物治疗的一种有效补充。早期药物治疗显效而长期治疗效果明显减退，同时出现运动并发症时可考虑手术。需强调的是手术仅能改善症状，不能根治疾病，术后仍需应用药物治疗，但可减少剂量。

（3）细胞移植治疗：是将胚胎中脑组织移植到患者纹状体的治疗。目前有关干细胞移植治疗的研究很多，动物实验表明这种移植可改善动物模型的症状，前景令人振奋，但尚未正式进入临床应用阶段。

（4）康复治疗：由专科医师对患者进行日常生活功能等评估，根据评估结果，对已出现的、影响日常生活的症状，在康复师的指导下采取个体化训练，如保持积极的心态、规律作息、合理膳食，对身体各强直部位采取运动疗法。此外还有物理疗法、作业疗法、语言训练等，以达到帮助患者提高生活质量的目的。

此外，可以定期参加各地各级医院举办的帕金森病友交流会，加强病友之间与生活经验有关的交流，互相学习生活经验，加强社会参与感、改善抑郁与焦虑等情绪。

问题十、帕金森病应如何预防？

（1）锻炼：科学适当的运动对于帕金森病的预防有好处。帕金森病患者应在康复科医师指导下进行力所能及的锻炼。比如高抬腿、迈大步、走弯曲路，这对于延缓运动功能减退有好处，一些舒缓的运动如打太极拳等可以训练患者的平衡力。

（2）饮食：帕金森病是一种中枢神经系统疾病，可伴有自主神经功能损害，患者容易出现便秘的现象。建议帕金森病患者在清淡饮食的基础上，多吃粗纤维食物和西瓜、香蕉等有通便功效的水果。此外，左旋多巴类药物尽量要空腹服用，特别要避免与高蛋白类食物同时服用，以免影响药物疗效。

（3）避免接触有毒化学药品：有毒的化学品包括杀虫剂、除草剂、农药等。同时应避免重金属锰及放射线污染。从事这方面工作的人应注意自身与危险因素的隔离。此外，还要避免吸入有毒气体例如CO等。

四、老年痴呆

痴呆（dementia）是一种由大脑病变引起的患者在清醒状态下出现的全面、持续的智能减退，表现为记忆力、注意力、判断力、计算力、语言功能及抽象思维能力减退、情感和行为障碍，甚至在晚期会出现独立生活能力丧失。老年痴呆前期（通常指65岁以前）或老年痴呆（65岁以后）泛指发生于这个年龄阶段的各种痴呆。老年痴呆包括阿尔茨海默病（Alzheimer's disease，AD）、脑血管性痴呆（cerebral vascular dementia，VaD）和混合型痴呆（mixed dementia，MD）等多种类型。其中阿尔茨海默病是老年痴呆最常见的类型，占老年痴呆的50%～70%。因此，我们在此提到的老年痴呆主要指阿尔茨海默病。

阿尔茨海默病是一种多发于65岁以上人群并以认知功能障碍和行为损害为主要临床表现的神经退行性疾病。阿尔茨海默病的病理特征主要以β淀粉样蛋白（amyloid β-protein，Aβ）异常沉积形成的老年斑和tau蛋白过度磷酸化形成的神经原纤维缠结为主。2018年世界阿尔茨海默病报告指出全球现有约5000万例阿尔茨海默病患者，社会相关成本达1万亿美元，预计到2050年阿尔茨海默病人数将达到1.52亿例。然而，在我国阿尔茨海默病患者有95%以上的人没有就诊，也没有得到治疗。因此，希望通过本书可以提高大家对阿尔茨海默病的认识，以期早期发现、诊治阿尔茨海默病患者，改善他们的生活质量，延缓疾病进展。

目前阿尔茨海默病的治疗仍限于对症阶段，尚无有效逆转或终止疾病进展的药物。尽管医学研究者一直在努力寻求新的治疗阿尔茨海默病的药物，但是结果不容乐观，多项Ⅲ期临床试验接连宣布失败。而近期被批准有条件上市的新药——甘露特钠胶囊（九期一），也存在很多质疑声。因此，阿尔茨海默病患者的家庭护理至关重要，希望通过这些科普内容可以帮助阿尔茨海默病的照料者更好地照顾、看护患者。

问题一、老年痴呆离我们很遥远吗？

2018年世界阿尔茨海默病报告指出，全球每3秒就会增加1名老年痴呆患者。2018年5月，世界卫生组织也指出老年痴呆已位列全球第五大致死原因，且是前十位原因中唯一一个没有有效治疗方法的疾病。在我国，65岁以上的老年人中，100个人就会有5个左右的老年痴呆患者，且随着人口老龄化的加剧，这个数据还在逐年攀升。那么老年痴呆离我们还遥远吗？答案是"不"。

问题二、什么是老年痴呆？老年痴呆就等于阿尔茨海默病吗？

老年痴呆是一种主要以记忆力衰退及其他认知功能障

碍为主要表现，从而导致患者行为、心智有如孩童的一组症候群。

那么认知功能是指什么功能呢？

认知功能由多个认知区域组成，包括学习和记忆能力，语言能力（听说读写）、推理和判断能力、执行功能、处理复杂任务的能力、视空间功能。

阿尔茨海默病是老年痴呆最常见的类型，占老年痴呆的50%～70%的一种疾病。因此，我们提到的老年痴呆主要是指阿尔茨海默病。

问题三、老年人最近总是忘事，是年纪大了还是生病了？

相信很多人都会发现年迈的父母常会说：

"哎呀，我忘了拿××了！"

"我忘了你之前告我的××事是怎么回事了！"

"我忘了我之前收起来的××放在哪儿了！"

"我忘了咱们家那个亲戚叫什么了！"

你发现老人的记性没有以前好了。你是不是认为年纪大记性变差是再正常不过的事呢？殊不知这也可能是老年痴呆症的早期表现。那么，如何分辨父母是老了还是生病了？以下几点小知识可能会对你有帮助。

（1）不时忘记事情被认为是正常的衰老，但经常忘记事情可能意味着老年痴呆症。

（2）稍加提醒可以记起事情更像是正常的衰老，提醒后仍记不起事情更像是老年痴呆症。

（3）一年以前发生的事情记忆困难更像是正常的衰老，但是最近的谈话或事件记忆困难更像是老年痴呆。

（4）忘记不太熟的人或刚刚遇到的人的名字是衰老的正常表现。但是，忘记或不承认或认错家人和亲密的朋友是老年痴呆症的征兆。

（5）老人在做饭时忘记一两件不太重要的步骤更像是正常衰老。但是，很重要的步骤或者很多步骤都有困难更像是老年痴呆症。

问题四、除记忆力不好外，老年人的这些表现也可能是老年痴呆！

（1）对时间、地点、人物判断混乱。

例如：出门后找不到回家的路，找不到厕所的门，分不清衣服的正反面，分不清今天是几号，甚至分不清白天和黑夜。

（2）性格较以前改变。

例如：原来随和的老人脾气越来越差、斤斤计较。

（3）以前很熟练的事情变得不会做。

例如：原来的家务、做饭能手不会做家务，不会做饭了。

（4）将物品或钱错放在不恰当的地方，总把东西放错地方。

例如：袜子、衣服放在餐桌上，水果、蔬菜放在衣柜里。

（5）兴趣缺失，变得淡漠。

例如：不爱社交、对原来的爱好失去兴趣。不爱搭理人，经常发呆很久或长时间昏昏欲睡。

（6）理解力和判断力下降。

例如：过马路时看不懂红绿灯；不能理解别人说的话从而影响日常交流。

（7）计算力下降。

例如：受教育程度较高，但无法完成稍微复杂的计算，甚至买东西时经常找错钱、算错账。

（8）说话困难。

例如：忘记简单的词语；说出来的内容杂乱无章，让人难以理解；晚期缄默少语。

（9）精神异常。

例如：喜怒无常，有时极度兴奋，但有时又情感迟钝，漠然无表情；此外还可能会出现幻听、幻视或捏造一些本来没有发生的事。

（10）行为异常。

例如：吵闹不休，不知冷暖，衣着混乱，不辨秽洁甚至有性欲亢进的倾向。简单地说，照料者需要牢记以下三条"警示线"：一是老年人自己觉得最近出现记忆问题；二是照料者发现老年人出现认知问题；三是老年人的症状已影响到他的日常生活。

问题五、发现老年人可能患有阿尔茨海默病后，应该去哪里就诊？

发现老年人有上述疑似阿尔茨海默病的症状要及时就诊。首先考虑去当地"记忆门诊"，如果离得太远，或者有其他不方便的情况，就要到神经内科门诊或老年科门诊就诊。此外，有些社区也会提供老年认知障碍初步筛查并对疑似存在认知障碍的老年人进行评估，也可以先去这里咨询。

问题六、老年人不愿意去医院怎么办？

有些老年人可能对就诊有抵触心理。另找一个就诊的理由，是克服这一问题的有效方法。

　　例如，建议老年人做一次血压检查、对长期病症或药物进行复查或者提议老人们一起做一次体检。在这种时候，保持平静的态度，可以帮助老年人克服忧虑和担心，有益于延缓疾病的进程。

问题七、就诊后医师可能做哪些方面的评估？

　　（1）询问相关病情：医师会询问过去和现在令人担忧的记忆力、思维或行为问题，其他症状、既往的其他疾病、家族病史及所服用的任何药物等情况。医师还可能与能够提供所有必要信息的近亲家庭成员交谈。

　　（2）一般情况检查：包括通过检测感觉、运动功能和心、肺功能以排除其他病症，通过血液学检查即抽血发现伴随疾病或并发症、排除其他病因所致老年痴呆。

　　（3）量表检查：通过量表评估患者的认知损害情况，这对于找出特定的认知损害领域有很大的帮助。

　　（4）神经影像学检查：通过头颅CT、磁共振、SPECT灌注成像或脑血管造影发现阿尔茨海默病的特异性影像学表现及排除其他疾病。

　　（5）脑脊液检查：辅助对阿尔茨海默病的诊断。

　　（6）基因检测：有家族史的患者可进行APP等相关基因检测。

　　（7）精神病评估：这有助于控制可能与痴呆症一同产生的抑郁、焦虑、妄想等任何精神病症状。

问题八、照料患有老年痴呆的"老小孩"有哪些技巧？

　　很多人面对家里老年痴呆的老人打骂人、发脾气、不睡觉及不好好吃饭等症状，往往无所适从。对这种情况，除了需要有耐心以外，以下一些技巧可能会对你有帮助。

（1）记忆力差：老年痴呆初期患者表现为近事遗忘，常找不到自己的东西，做家务常丢三落四，外出易迷路，买东西忘记付款。此期患者有独立生活能力，家人需要给予适当的提醒和安排。建议：①确诊后，督促患者按时规范服药。如果患者能自行服药，可以配备一个闹钟或在家里设置书写板或便条，在醒目的地方做标识提醒患者。如果不能自行服药，交替照顾的人要做好交接班工作以保证患者不漏服、多服药。②将常用的物品放在固定位置，以便患者寻找。③尽量不要让患者涉及有金钱交易的事情。

（2）穿衣：①在固定的时间给患者穿衣；②尽量鼓励患者自己穿衣；③减少衣服的样式；④给予患者仔细耐心的指导；⑤尽量给患者准备舒适、容易穿脱的衣服。

（3）用餐：①确保安静和轻松的用餐环境，使用鲜艳的餐具，保持饭桌简洁、无干扰物品；让患者集中精力进餐。②可以用吸管和带嘴的壶，这样患者喝水会方便一些。③提供几种有限的可选择的食物。④如果患者有吞咽困难，可给予糊状食物，避免呛咳。⑤陪患者吃饭并鼓励患者自己吃饭，不要养成喂饭的习惯，避免使用锐利的刀叉。

（4）睡眠：对于老年痴呆患者来说，夜晚是难以度过的，很多患者存在睡眠障碍。建议：①每天在固定的时候睡觉；②限制患者白天的睡眠时间；③在家里设置昏黄的灯光，以免黑暗增加患者恐惧和不安；④晚上用安静、平和的语气鼓励患者入睡，可以试着播点轻音乐。

（5）洗澡：①寻找一个患者愿意配合的时间让其洗

澡，并将这个时间固定下来；②对一些老年痴呆患者来说，洗澡可能会让他受到惊吓，感觉不舒服，要温柔、耐心和平静地对待，不要强迫；③在开始的时候要试试水温，不要将患者独自留在浴室中，安装浴室垫，减少跌倒风险；④可尝试擦浴；⑤冬天温度较低时，可先用暖风机、浴霸等将浴室加热，再让老人洗澡，避免气温的剧烈变化增加心脑血管病的风险。

（6）排便：①早期。厕所门可以刷和其他门不一样的颜色；浴室、马桶边要多装扶手。②中期。要有规律地带患者如厕；注意观察患者想如厕的迹象，并立即做出反应。③晚期。患者出门的时候穿着方便一些，并多拿点一套裤子或裙子，以防万一。

（7）家居布置：①家居布置应色彩鲜艳；②患者会经常不会进门，可以在门口或门上放置色彩艳丽的物品；③晚上睡觉保持一盏灯开着，保持地面通道无障碍物；④询问您的医师、当地阿尔茨海默病协会或社区，让他们推荐一位在家庭改造和辅助设备方面有经验的专业人员。

（8）活动和锻炼：①可建议患者散步、游泳、打乒乓球、跳舞或者种花，注意观察和发现其爱好及兴趣，也可以将活动融入日常活动，鼓励患者做一些力所能及的家务；②可鼓励患者去社区的老年活动中心活动，那里不仅可提供他们喜欢的活动，也可增加患者与他人的交流。

（9）走失：①可去当地医院给患者佩戴专业的"黄手环"，或佩戴防丢失的牌子或者GPS定位手表以便能及时找到患者。注意要写清楚患者的姓名、家属的联系方式，以便在其迷路时及时取得联系。②如果患者走失，可到老人经常活动的地点及僻静的地方寻找，也可到小区的业主论坛、贴吧、微博、微信上发帖寻求帮助。③报警：在自己寻找的同时要记得寻求警察的帮助，派出所可以看到很多监控录像。

（10）家庭安全：①在所有通往外界的窗户和门上安装锁，以防止患者走失；②将打火机、刀子、厨房的餐具、洗涤剂、药物及其他化学物品放在安全的地方；③燃气灶安置在患者接触不到的地方；④不要让患者开车。

（11）烦躁不安：①首先要找到烦躁不安的原因，如患者想回家、想去厕所或身体不适等，要尽快解决；②转移注意力也可以减轻症状，可以和患者看电视，谈论患者感兴趣的事情。

（12）重复行为：患者常忘记刚刚说过的话或者做过的事，因此经常问相同的问题或者重复同样的事。建议：①当这种情况发生后，可以让他们做不同的事情以分散注意力；②把患者常问的问题写下来，到时给患者看，以加强记忆；③必要时可以给患者肢体上的安慰，平复患者的不安情绪。

（13）幻觉、妄想：随着疾病的进展，患者可能会出现一些幻觉和妄想，这些可能是身体疾病的前兆，要记录下来告诉医师。建议：①不要和患者争论事情的真实性，对患者诉说的事情要及时回应；②可以尝试转移患者的注意力；③尽量不要让患者接触到暴力或消极的事情。

（14）攻击行为：①在有攻击行为的痴呆患者周围不要有危险物品，使患者攻击行为的危害降到最小；②对有此种行为的患者要有提防心理；③和患者交流要简单，通过指认和模仿表达患者的需要。

（15）定向力训练：患者不认识人，不知晓时间，不知道家在哪，怎么办？①可以让患者多次重复当时的地点、时间、人物，引导患者产生正向的行为改变，改善患者的定向力障碍；②可用制作一些标示牌，让患者念出标示牌上的内容，以加强患者的认知。

（16）情感训练：①对情感障碍的患者要多与其交流，了解患者年轻时有哪些重要的事情，曾经做过什么，一起聊聊过去的事。患者早期阶段主要表现为近期记忆力的衰退，但其远期记忆是保留的，是可以被唤起的。谈论以往令人高兴的事，能够给患者带来快乐。②对思维活跃及紊乱的患者，要注意转移患者的注意力，引导其思维恢复至正常状态。

（17）日常生活能力的训练：日常生活能力训练，旨在将患者日常所需要做的事情，按顺序进行演练，让患者保持一定的生活习惯，下意识地去做一些力所能及的事情，避免因大脑功能的退化而忘记下一步该做的事情。如每天督促患者按一定的顺序进行吃饭、洗漱、梳头、更衣等。

（18）运动训练：让患者进行可改善各种运动功能的训练。如照护者可协助患者散步、打太极拳和做各种体操等锻炼。如果患者有明显的肢体运动障碍，可进行相应的肢体锻炼。

（19）认知功能训练：①鼓励患者记忆居住的环境、日期及周围的人；②通过一些儿童益智游戏，如积木、简单算数、简单物品分类，训练患者的分析、判断、推理和计算能力；③训练患者语言表达和语言理解能力，从简单到复杂，与患者交流。

问题九、照护者需要关注哪些问题？

早期需要关注的问题如下。

（1）调节情绪：繁重的照顾任务及患者迟迟没有好转的情况，很容易对照护者造成心理压力。调查显示，超过50%的痴呆症照护者的身心健康因照护责任而受到影响。①要意识到患者没有好转是正常现象，我们所做的一切只能让老人的病情进展速度慢一点，而不能改变这种结局。②抑郁症在阿尔茨海默病患者的照护者中很常见，应该引起注意，并加以应对。如果你感到沮丧或焦虑，一定要寻求医师的帮助。③积极向家人或朋友求助，学会排解自己的情绪。④也可以通过咨询服务、支持团体获得适当的情感支持。⑤照护者也要注意有自己的生活和生存价值，也请珍惜自己的时间，不要"在照护中牺牲了自己的人生"。

（2）学会寻求帮助：①找有过类似经验的人请教。不要一个人承担，多与有同样经历的人聊聊，他们的经验和知识会给你很大的帮助。例如加入家属互助会或病友会，也可以通过互联网资源寻找有类似经历的人。②寻找社区资源和养老设施的帮助。社区或养老设施可能提供以下服务：对轻中度认知障碍的老年人开展认知训练；对照护者提供辅导和培训。

（3）学习相关知识：对阿尔茨海默病越了解，就越容易承担起看护者的职责。①学习了解阿尔茨海默病的相关知识以更好地了解患者。最重要的是要区分开疾病本身和您的亲人。要理解患者并不是在故意刁难、偷懒、甚至伤害照护者，而是因为他病了。②定期参加照护培训。可以通过阅读阿尔茨海默病相关图书、网上查阅相关信息等方式提高照护技巧。

（4）替代患者的角色：随着病情的发展，阿尔茨海默病患者要完成他们之前在家庭中的任务将会变得困难，因此需要照护者尽早关注这些问题以为未来做好准备。①如果痴呆患者是家里的司机，就需要找到替代的交通方式（例如，重新找到一名司机、更改更方便的住所或使用公共交通工具）；②如果过去是由痴呆患者负责家中的饮食，那么现在看护者就需要考虑自己做饭，或找别人帮忙。

（5）规划财务：阿尔茨海默病需要长期的治疗。随着病情的进展，相应的财务负担也会越来越重，因此要在早期制订相关的计划。注意检查患者保险所保障的范围，例如健康、残障、长期护理等。

中晚期需要关注的问题如下。

（1）暂托护理：看护者定期休息或因特殊情况"暂缓"提供护理时建议如下。①家庭中的帮助：可寻求其他家庭成员、邻居、朋友、雇佣的看护者或志愿看护者的帮助；②家庭外的帮助：可在成年日托或在辅助护理机构短期居留。

（2）规划未来：在疾病中晚期，患者可能需要更多的护理或者不同类型的护理，因此专业的护理比亲人的照顾可能对患者更有益。建议：①许多辅助护理机构都有专门为阿尔茨海默病患者设计的计划，可以参考；②可雇佣居家护工。

（3）安置：在疾病晚期，可考虑将其安置在专业护理机构或阿尔茨海默病护理机构，这些机构可以提供充分、专业的管理和监护。

问题十、阿尔茨海默病目前有哪些治疗方法？

阿尔茨海默病目前尚不能治愈，只能通过综合治疗来减缓疾病的进一步加重，提高患者的生活质量。

用于改善轻中度阿尔茨海默病患者最常用的药物是盐酸多奈哌齐（安理申），此外还有加兰他敏等药物。美金刚可用于中晚期阿尔茨海默患者的症状。此外，对于阿尔茨海默病患者出现的症状，也应给予相应的对症治疗。

问题十一、哪些老人需要特别注意预防老年痴呆？

丧偶、独居的老人发病率会更高。有调查发现，丧偶、独居的老人更容易患老年痴呆，他们在生活中没有时刻倾诉和交流的对象，生活在孤单的氛围中，这对预防老年痴呆非常不利。因此，家庭中如果有丧偶或独居的老人，要尽量经常陪伴老人，同时多为老人制造社交机会，增进与其他人的互动。

此外，体重增加，血糖升高，运动量少，缺乏维生素D，喝甜饮料，生活在交通拥堵的环境中，保持单身均会增加阿尔茨海默病的发病率。

问题十二、如何预防阿尔茨海默病？

作为老年痴呆患者的照护者，很多家属不仅承受着身体和经济上的压力，同样会有其他担心，比如自己老了之后是不是也会患认知障碍，是不是也需要别人的照顾，以及如何预防老年痴呆的发生。事实上，除了年龄和遗传因素外，其他因素都是可控的，都可以通过积极干预，达到预防老年痴呆的目的。这些可控因素如下。

（1）生活习惯：吸烟、高脂饮食、长期饮酒、运动量少都会增加老年痴呆的风险，不良的生活习惯不仅会令身体变得虚弱，也会增加老年痴呆的风险。建议：①定期进行体育锻炼。很多国内外研究均发现适量的体育活动，尤其是半小时以上的有氧运动是预防老年痴呆、延缓病情进展的保护性因素。运动可促进人体血液流通，加强机体新陈代谢，使大脑和神经系统功能得到强化，从而预防老年痴呆。②注意健康饮食。脑细胞一旦死亡就无法恢复功能。在生活中很多食物可以帮助阻止脑细胞退化，大家不妨有意识地多吃一些，如坚果、深海鱼类、五味子、桂圆肉、燕麦、麦冬、芝麻、黄花菜、花生、葡萄、荔枝、桑葚等。近期医学研究显示，地中海式饮食习惯有助于减缓老年痴呆的病情进展。地中海饮食主要指食用大量蔬菜、水果、谷物、豆类及鱼类，推荐橄榄油作为主要脂肪来源。③戒烟、戒酒。戒烟可降低老年痴呆风险，成年人可通过认知行为疗法、尼古丁替代疗法等措施戒烟。认知正常和轻度认知障碍的成年人应减少或停止饮酒。

（2）心理因素：目前普遍认为抑郁情绪会增加老年痴呆的风险，很多患抑郁症的老年人最后会转归为老年痴呆。建议：各种身心医疗技术，如练瑜伽、冥想和打太极对于改善人们的情绪、促进大脑健康有较好的效果。

（3）认知锻炼：在很多研究中发现，高学历的老年人，始终从事复杂的脑力劳动者，患老年痴呆的风险较其他人偏低。这可能与他们不断进行认知锻炼有关，俗话说"用进废退"，"简单的大脑"怎么可能比得过"经常锻炼"的头脑呢？建议：增加受教育年限、多做一些益智类游戏、多参加社会活动、多与他人交往、多培养兴趣爱好以保持大脑的活力，减少老年痴呆的发生风险。

（4）器质性疾病：有研究认为肥胖与高血糖水平会造成大脑淀粉样蛋白清除率降低，也就是让大脑清除垃圾的速度变慢了，从而使发生老年痴呆的风险提高。控制不佳的高血压、血脂同样如此。建议：对于中年超重或肥胖者应进行积极干预，积极治疗高血压、高血脂、高血糖等原有器质性疾病。

（5）定期体检：建议在每年的健康体检中，加入脑健康体检项目，如认知量表测试，有助于及早发现疾病征兆。

问题十三、得了阿尔茨海默病可以存活多久？

存活时间为5～10年，少数可存活10年或更长的时间，多死于肺部感染、泌尿系统感染及压疮等并发症。

问题十四、阿尔茨海默病与遗传有关吗？

阿尔茨海默病有90%与遗传无关，为散发性，携带*APOE4*基因的患者是散发性阿尔茨海默病最为明确的高危人群。家族性阿尔茨海默病约占10%，常染色体显性遗传，最为常见的是*APP*基因、*PSEN1*基因、*PSEN2*基因。

五、睡眠障碍

睡眠是人类生命不可或缺的生理过程，占到人一生的

1/3。在儿童期，睡眠能够促进大脑功能发育、促进身体生长；成年后，睡眠可以延缓衰老、维持大脑最佳功能及增强机体的免疫状态。因此，睡眠对于维持人体健康的具有重要的生理意义。睡眠障碍是一种常见且古老的疾病，不仅影响患者的日常，还会导致严重的并发症。睡眠具有昼夜节律性，睡眠觉醒周期由视上核控制，起到"生物钟"的作用。

问题一、"一觉到天亮"？不！

人类睡眠时的脑活动很复杂，并非我们一贯认为的"一觉到天亮"。人类正常的睡眠分两个时相——非快速眼动相和快速眼动相（图2-1）。

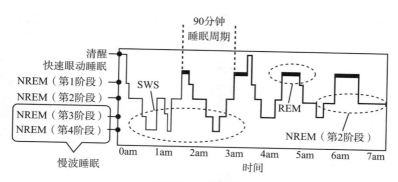

图2-1　睡眠周期

NREM.非快速眼动睡眠；SWS.慢波睡眠；REM.快速眼动睡眠

非快速眼动睡眠（NREM）与快速眼动睡眠（REM）交替出现，每次交替为一周期，周而复始，每夜4～6个周期。正常成人睡眠开始时首先进入非快速眼动睡眠，此时睡眠由浅逐渐入深，持续80～120分钟后转入第一次快速眼动睡眠，持续数分钟后再进入下一个非快速眼动睡眠，由此形成睡眠循环周期。

有意思的是，一晚上的每个周期也不一样。越接近睡眠后期，每个周期中的深度睡眠时间越少，早晨容易醒，梦也容易多，道理就在此。

问题二、失眠是什么？

失眠是最常见的睡眠障碍，研究显示45.4%的中国人在过去的1个月中都曾经历过不同程度的睡眠障碍。失眠通常指睡眠质量、数量达不到正常生理需求，影响白天工作、生活、学习等社会功能的一种主观体验。如果您存在以下症状，就有可能是失眠。

（1）在有条件睡眠且环境合适的情况下仍有：①入睡困难（入睡时间＞30分钟）；②夜间觉醒≥2次；③早醒；④睡醒后不能恢复精力；⑤总睡眠时间减少（通常＜6小时）。

（2）存在与睡眠相关的白日功能损害：①疲劳或全身不适；②注意力、注意维持能力或记忆力减退；③学习、工作或社交能力下降；④情绪易波动；⑤日间思睡；⑥兴趣、精力减退；⑦工作或驾驶过程中错误增加；⑧紧张、头晕、头痛，或与失眠有关的其他躯体症状；⑨对睡眠过度关注——心理生理性失眠。

心理生理性失眠常见于敏感、急躁、追求完美等性格特征的人，总对自己睡眠不满意、过度关注睡眠，久而久之就会引起焦虑，并在心理上形成恶性循环，难以入睡。遇到患病、失恋、家事、工作挫折等会加重失眠。一般青年时开始发病，中年后逐渐增多，女性常见。要入睡的意念常使自己更加焦虑紧张，而导致失眠。看电视、看书转移注意力后却可能会入睡；在自己卧室就整夜睡不着，在客厅沙发或旅店却可能入睡；醒后常感到头脑不清、焦虑、急躁、疲劳、精力不足、注意力下降等。可持续数年或数十年。

问题三、为什么会失眠？

失眠症的原因有很多，大致可归纳为以下几个方面。

（1）躯体性原因：疼痛、心慌、气短、咳嗽、瘙痒及尿频等不适症状，以及睡眠呼吸暂停综合征均可引起失眠。

（2）生理性原因：乘车、船或飞机等睡眠环境的变化，卧室内强光、噪声、室温过高或过低，变换时差等也可引起失眠。

（3）心理性原因：焦虑、抑郁、精神紧张及强迫症状等。其中，焦虑常导致入睡困难，而抑郁则常常会有凌晨早醒。

（4）精神性原因：精神分裂症、反应性精神病患者。

（5）药物性原因：服用中枢兴奋药可引起失眠；长期服用催眠药者突然停用可出现睡眠浅或噩梦多。

许多患者的失眠症状不单单是某个因素的结果。了解失眠的易患因素、促发因素及维持因素对于制订有效的治疗方案十分重要。

性格与年龄是失眠的易患因素。紧张、过于担忧、神经质等性格，是失眠症的高危因素。随着年龄的增长，伴随各种其他疾病的增加，以及与睡眠启动及维持相关的神经结构功能退化，失眠的患病率可明显增加。

失眠的促发因素包括生理性因素、躯体性因素、精神性因素及药物性因素，且失眠一旦发生，患者对睡眠的担忧、焦虑情绪、伴随失眠而出现的负面状况及不良的睡眠习惯等可进一步使失眠持续存在。

问题四、失眠的类型有哪些？

（1）短暂失眠症：由于突发性情景紧张导致的偶发失眠。一般仅持续数日。如住院治疗或手术、乘飞机的时差变化等。

（2）短期失眠症：环境因素所致或有特定的诱因，一般持续1～3周。如精神压力、应激状态、失恋、倒夜班及乘飞机远程旅行等，饮酒戒断及吸烟戒断，服用咖啡因等兴奋剂等。

（3）慢性失眠症：抑郁症及焦虑症，慢性疼痛如头痛或神经痛所致；长期饮酒和药物依赖是成年人慢性失眠症第二位常见的原因；睡眠呼吸暂停、不宁腿综合征及夜间腿阵挛，个别心脏相关疾病患者担心夜间突然发病等，均可能引起失眠。慢性失眠症一般持续3周以上。

问题五、失眠了怎么办？

失眠了勿慌张，可首先给予非药物治疗。

（1）注意睡眠卫生：多数情况下，注意睡眠卫生就可以解决失眠问题。①建立良好的睡眠习惯，保证每天在基本固定的时间点上/下床，包括周末和节假日；②营造舒适睡眠环境，安静、避免强光照射，枕头高度适宜；③心态平和，避免睡前紧张焦虑；④避免晚餐后饮酒、午餐后咖啡和茶，减少吸烟或戒烟（尤其避免夜间吸烟）；⑤睡前不过多饮食；⑥尽量避免白天打瞌睡，或者将断断续续的多次瞌睡集中到午睡时间休息；⑦有规律地进行体育锻炼；避免夜间剧烈的体育运动；⑧不在床上阅读、看电视或进食，只在睡眠及性生活时使用卧室和床铺；⑨如上床20分钟不能入睡就起来做些单调的事情，有睡意时再上床，睡不着的话不要看钟表。

（2）认知行为治疗：应认识到失眠不可怕。①克服对失眠过度恐惧、担忧和焦虑情绪，精神与躯体放松，克服卧床与失眠的条件反射；②无须刻意追求8小时睡眠，只要次日精力充沛就是睡眠正常。

（3）松弛疗法：通过练瑜伽逐渐训练放松肌肉；听轻音乐舒缓情绪；运用冥想降低感知等。

（4）光照治疗：主要针对于治疗睡眠节律失调性及年龄相关性睡眠障碍。

问题六、什么是"计划性用药"？长期服药会有依赖性吗？

短暂性失眠使用催眠药物是有帮助的。对于慢性失眠症患者，"计划性用药"较为可行。可用小剂量的抗抑郁药物替代传统苯二氮䓬类药物治疗轻至中度失眠症。

"计划性用药"指仅在患者需要睡个好觉以达到次日良好表现时，每周选择性使用1～2次催眠药物，或者工作日隔天用药周末停药的方式。

新型非苯二氮䓬类催眠药包括唑吡坦、佐匹克隆、右佐匹克隆和扎来普隆等。较常见的是右佐匹克隆等。

优点：①均有催眠作用，能够改善患者异常睡眠结构，且不影响正常生理睡眠结构；②代谢快，所以一般不会导致次日白天困倦；③安全有效，长期用药不良反应小；④一般不出现耐药性、依赖性，但突然停药可能发生一过性失眠。

问题七、为什么白天总是爱打瞌睡？

常言道，"春困秋乏夏打盹，睡不醒的冬三月"。白天总是打瞌睡，这到底是怎么回事？

（1）自发性睡眠剥夺：由于生活方式、入睡习惯及觉醒时间不规律，造成正常24小时生理节律紊乱。目前这种现象愈来愈常见。

（2）阻塞性睡眠呼吸暂停：见于多数超重肥胖的中年人。

（3）发作性睡病：无法抵抗的困意发作和猝倒是两个最显著的临床特点，大多数患者小睡后感觉精神振作。

（4）药物性睡眠过度：服用如苯二氮䓬类、抗精神病药、抗惊厥药、麻醉性镇痛药及抗组胺药等都可引起白天过度瞌睡。

（5）不宁腿综合征：由于不宁腿的不适症状引起夜间睡眠不足，导致白天思睡。

（6）神经系统疾病：一些部位的颅内肿瘤或血管性病变、阿尔茨海默病、帕金森病及多系统萎缩等神经变性病可导致白天过度瞌睡。

（7）系统性疾病：如肝肾疾病、呼吸衰竭及电解质紊乱等疾病均可导致白天过度嗜睡。甲状腺功能减退、充血性心力衰竭及贫血也可有这种症状。

问题八、白天突然发作的强烈睡意是怎么回事？什么是"发作性睡病"？

发作性睡病是一种慢性睡眠障碍，目前原因不明。多在儿童或青年期起病，15～25岁多见，多数持续终身，也可随年龄增长逐渐减轻。发病无明显性别差异。

发作性睡病以白天发作性过度睡眠、猝倒发作和夜间睡眠障碍为主要表现。

（1）白天过度睡眠：表现为白天不能克制的睡意发作，与运动、休息无关，常不择场合很快入睡。小睡10～30分钟后可使精神振作，每日发作数次。

（2）猝倒发作：见于70%的患者。大笑是最常见的诱因，喜悦、愤怒、恐惧及体育活动也可诱发。

（3）夜间睡眠障碍：最有特征性的是睡眠瘫痪及与梦境相关的入睡前幻觉。睡眠瘫痪是指在刚刚入睡或刚睡醒后数秒到数分钟内，肢体不能活动、不能言语，但意识清楚，轻微刺激可终止发作。睡眠幻觉出现于睡眠开始时或睡眠到觉醒之间的转换过程，多为生动的不愉快感觉体验。

发作性睡病患者首先需保持生活规律、养成良好的睡眠习惯、控制体重、避免情绪激动、白天有意安排小憩以减轻症状。其次应尽量避免有危险的体育活动，如登山、游泳、驾车及操作机械等。同时应保持乐观积极的心态，正确认识发作性睡病。

问题九、出现什么情况时就应该去医院就诊？

如果出现以下情况，请及时就医。

（1）白天常感疲乏，影响正常工作、学习甚至生活。

（2）在正常的日常活动过程中可入睡，甚至从事危险性较高的活动时仍会难以控制地入睡（比如开车、高空作业）。

（3）睡前出现幻听、幻视等。

（4）刚醒后出现过短时间的肢体活动不能。

问题十、打呼噜也是病？什么是阻塞性睡眠呼吸暂停综合征？

正常情况下，畅通的呼吸道可以让空气自由进出肺。呼吸暂停的患者在睡眠过程中上呼吸道被堵塞，导致十几秒至数分钟的暂时性呼吸停止，当每晚发生多达数百次时，可令患者身体缺氧、经常促醒，难以进入熟睡状态，得不到充足的睡眠。最常见的睡眠相关呼吸障碍疾病是阻塞性睡眠呼吸暂停综合征（OSAHS）。

睡眠中上气道狭窄和闭塞是阻塞性睡眠呼吸暂停综合征的发病基础，因此，阻塞性睡眠呼吸暂停综合征常见于：①年龄增长；②男性；③肥胖及颈围增粗；④鼻咽部疾病和气道解剖异常如扁桃体肥大、鼻中隔偏曲、下颌后移、小下颌等；⑤长期大量饮酒及服用镇静药物；⑥内分泌疾病，如甲状腺功能减退及肢端肥大症等；⑦遗传体质和遗传疾病也明显影响该病的发生和发展，如Treacher Collins综合征、Down综合征、Apert综合征、软骨发育不全等。

阻塞性睡眠呼吸暂停综合征最常见的症状是打鼾，鼾声不规律，并伴有呼吸暂停。因患者反复觉醒造成睡眠结构紊乱，导致白天嗜睡、头晕、疲乏、注意力不集中、精神萎靡，容易在开会，听课，晚间读书、看报或看电视时睡觉，久而久之会造成注意力不集中、记忆力减退、焦虑、抑郁、内分泌功能紊乱等。严重者可合并高血压、肺动脉高压、心力衰竭及其他脑功能减退症状。

问题十一、阻塞性睡眠呼吸暂停综合征需要做什么检查？怎样治疗？

怀疑阻塞性睡眠呼吸暂停综合征时，在睡眠监测室接受正规多导睡眠监测（PSG）检查是诊断的标准方法。

阻塞性睡眠呼吸暂停综合征的治疗目的是保持睡眠时呼吸道的开放状态。具体治疗方法根据疾病的严重程度决定。佩戴呼吸机是重度及有心脑血管病并发症的中度阻塞性睡眠呼吸暂停综合征的首选治疗，有效性高达80%～90%；对于轻度患者，如果没有其他心脑血管病危险因素存在，血氧饱和度轻度下降，没有日间思睡，是否使用治疗措施尚存在争议。

同时，阻塞性睡眠呼吸暂停综合征患者需要注意的是：①减重、戒烟、侧卧位睡觉；②睡前避免使用乙醇、催眠药等中枢神经系统抑制剂。

其他治疗包括无创气道正压通气治疗（佩戴呼吸机）、口腔矫正器、手术治疗等。

问题十二、一睡觉腿就不舒服下床就好的"怪病"是什么？了解一下不宁腿综合征

有的中老年人上床睡觉后就感到两条腿不舒服，这种不舒服的感觉很难形容，有的是胀感，有的是酸麻、烧灼、发热、发凉、发沉等，虽然都不是疼痛，但因为这

种不舒服的感觉而难以入睡，只能下地活动，活动后会好转，但只要再躺在床上就又不舒服，导致每天晚上总得起床，直到精疲力尽才迷迷糊糊地睡着，次日醒来一切都正常，这种病称为不安腿综合征或不宁腿综合征。

不宁腿综合征（RLS）是指睡眠时出现以小腿为主的烧灼感或难以忍受的不适感。该病虽然对生命没有危害，却严重影响患者的生活质量。国外流行病学资料表明RLS患病率为总人口的1%～10%，我国RLS的患病率在1.2%～5%。

RLS多在中老年发病，男女比例为1∶2左右。患者一般在夜间睡眠前出现双下肢烧灼感、蚁走感、刺痛感等难以名状的不适感，持续难以忍受，迫使患者活动和捶打双腿或下床走动，可暂时缓解症状。由于夜间睡眠欠佳，常出现白天过度嗜睡、记忆力下降和注意力不集中，导致抑郁、焦虑及生活质量下降。RLS病程迁延，可达数十年，病情可有波动，少数患者数年后可自愈。特发性病例随年龄增长可逐渐加重或有缓解—复发，温暖季节症状易加重，吩噻嗪类、三环类药物常可使RLS症状加重。

问题十三、不宁腿综合征病因是什么？如何治疗？

不宁腿综合征（RLS）的具体病因目前尚未完全阐明。主要分为特发性和继发性。大部分患者为特发性，25%～50%有家族史，为常染色体显性遗传。继发性RLS常见于缺铁性贫血、2型糖尿病、多发性神经病、尿毒症、叶酸缺乏、慢性肺疾病、风湿性关节炎、甲状腺功能减退及妊娠期等。

RLS是一种可治性慢性病，患者在睡前不宜饮酒、饮茶和咖啡。继发性RLS应治疗原发病。特发性RLS患者药物治疗首选复方多巴制剂或非麦角类多巴胺受体激动剂。70%～90%的患者对多巴胺受体激动剂疗效良好，因此常用普拉克索（pramipexole）睡前服，剂量宜个体化；其他用药可选择多巴胺类，如美多芭（Madopar）。抗癫痫药是RLS的二线用药，如加巴喷丁，常可使50%～90%的患者症状缓解，副作用轻微且可逆。

六、癫痫

癫痫是以大脑神经元异常放电导致反复痫性发作为特征的一种慢性发作性短暂脑功能失调综合征。流行病学资料统计，我国癫痫的总体患病率为7/1000，约有900多万例癫痫患者，而且每年以40万例的速度增加，患病率仅次于脑卒中是神经系统常见疾病之一。癫痫的患病率与年龄密切相关，一般认为1岁以内患病率最高，之后逐渐降低，种族患病率无明显差异。随着现代医学的进步，对待癫痫的治疗不仅是控制其发作，而且要全面提高患者的健康状况。癫痫是一种由多种病因引起的慢性脑部疾病。长期研究表明，其主要发病机制涉及神经胶质细胞、突触传递、离子通道、皮质发育异常和免疫因素等方面，即癫痫的发作与神经递质有联系，其中神经递质的促离子受体已引起人们的极大关注。

例如，5-HT作为中枢及周围神经系统的重要神经递质，与癫痫发病有密切联系，并且一部分作用机制已经得到广泛证实，特别是5-HT1A受体可在短时间内快速纠正患者的负面情绪，同时有减轻癫痫发作的作用，对癫痫病情及预后大有裨益。

问题一、癫痫是怎么回事？

癫痫是一种表现为反复癫痫发作的慢性脑部疾病，是由脑部神经元异常放电引起的，具有反复性和短暂性特点，任何年龄段人群均可发病，是最常见的神经系统疾病之一，这种异常放电，患者是感受不到的，别人也看不出来，只有通过脑电图检查可以捕捉到。常见的临床表现是发作性意识不清、全身僵硬或四肢抽动，也有患者表现为发呆、不动、行为异常、情感或精神异常、腹痛、头痛、呕吐等症状。癫痫的临床表现有多种，不能仅根据一种表现就轻易诊断癫痫。如，抽搐是癫痫很常见的一个症状，但引起抽搐的原因很多，如高热、缺氧、低钙、低血糖等都可引起抽搐，而这种情况均不能诊断为癫痫。癫痫的诊断要由神经内科医师详细询问病史、认真体格检查并进行脑电图检查后才能确定。

问题二、癫痫有哪些病因？

癫痫的病因很复杂，能找到明确病因的癫痫称为继发性癫痫或症状性癫痫，继发性癫痫可以由先天性疾病引起，也可以由出生时或出生后各种疾病引起，先天性疾病常见有结节性硬化症、脑血管瘤、神经纤维瘤等。小儿出生时各种产伤、窒息、产钳助产都可能发生癫痫，出生后各种脑炎、脑膜炎也可能引起癫痫。脑外伤是引起成人癫痫的常见原因，通常越是严重的脑外伤发生癫痫的可能性越大，如脑外伤合并感染、颅骨骨折等。但有不少患者，应用各种方法也找不到病因，这类癫痫称为原发性癫痫。

总之，癫痫的原因很多，对于具体患者而言，其病因要由神经内科医师根据病史、体格检查和必要的辅助检查确定。

问题三、得了癫痫怎么办？

癫痫患者应尽快到有条件的医院进行治疗，患者和家属不要抱着等一等的侥幸心理，以免延误病情，甚至带来严重的后果。很多癫病患者因病乱求医，随意更换抗癫痫药等导致出现严重的药物毒副作用，不但钱花了很多，而且病情得不到有效控制，甚至越来越严重。所以，癫痫患者一定要到正规医院，或者三级以上医院的癫痫中心就诊，如医院没有癫痫中心可到神经内、外科就诊，进行系统、全面的检查和治疗，不可盲目服药，否则只能适得其反，加重病情。

问题四、如何向医师反映癫痫患者的病情？

癫痫大多是一种发作性疾病，全面、详细了解病情是医师诊断疾病的首要环节。来院就诊时，多数情况下医师不能目睹患者的发作情况，再患者发病时往往对发病过程全然不知，因此向患者家属或目睹者询问病情至关重要。向医师反映病情时，要做到实事求是，记不清或没看见的情况就回答"不知道"、"记不清"、"没注意"等，绝不要夸大、隐瞒病情。

问题五、突发癫痫的急救措施注意事项有哪些？

遇到先兆发作的患者要及时告知家属或周围人，有条件时可将患者扶至床上，来不及者可顺势将其躺平，以防意识突然丧失而摔伤，迅速清除或者移除硬物，减少硬物对身体的伤害。迅速松开患者的衣领，使其头偏向一侧，有利于分泌物及呕吐物从口腔排出，防止呼吸道阻塞引起呛咳、窒息。

不要向患者口中塞入毛巾、筷子等任何东西，不要喂药，否则容易造成窒息；不要掐患者的人中，这样对患者毫无益处；不要在患者抽搐期间强制性按压患者四肢，过分用力可造成骨折和肌肉拉伤，增加患者的痛苦。癫痫发作一般在数分钟之内可以自行缓解。如果连续发作或频繁发作则应迅速拨打"120"急救电话，及时将患者送到医院，进行药物干预。

问题六、癫痫反复发作有哪些损害？

癫痫发作对身体危害极大，发作时意识丧失会造成身体摔伤，肢体抽搐会导致擦伤或碰伤。患者每次发病时都要忍受着常人难以想象的病痛，再加上有些人对癫痫患者的误解与歧视，让患者的身体和心理方面都受到极大影响。在家庭方面，不论是经济方面，还是心理方面均会影响到家庭的和谐与安定。癫痫反复发作造成的伤害远不止此，发作时呼吸暂停可导致脑组织缺氧，大脑神经细胞高频放电直接对脑造成损害，久而久之导致患者智力降低，记忆力减退严重，极大地影响患者的生活、学习和工作。

问题七、癫痫患者已经做了头颅CT或磁共振成像检查，为什么还要做视频脑电图监测？

CT或磁共振成像（MRI）是影像学检查，只能分辨脑结构上新发或异常病灶，影像学检查发现的损害区并不等于癫痫灶。视频脑电图监测能分辨出脑功能上有无异常，可直接发现癫痫灶。脑电图检查发现的癫痫灶有时需要经过CT或MRI的证实，甚至高分辨磁共振成像才能准确定位。因此，对癫痫灶的定位，两种检查缺一不可。

问题八、怀疑癫痫为什么要做脑电图？

脑电图已成为癫痫的诊断、分型、指导临床用药、鉴别诊断必不可少的依据，对于需要手术治疗的患者，脑电图还是对病灶定侧、定位的重要手段。很多人认为癫痫不发作的时候，脑电图就不会有改变。其实不然，即使是在发作间期脑细胞有时也会有癫痫放电，从而在脑电图上表现出来，这与做脑电图的时间长短、是否有充分的诱发试验有关。所以，遇到癫痫患者一定要求患者做脑电图检查以明确诊断，调整癫痫用药。

问题九、脑电图检查对人体有损害吗？

脑电图检查作为一种非创伤性检查法，至今已有80多年的历史。人体在正常或疾病状态下都会产生不同的生物电。脑电图是一般检查，并不是给人施加某种不能接受的不良刺激，也不是向头部通电，而是将电极安置在人体的头皮上，将脑细胞群自发性、节律性的微弱电信号，通过电极、导线传导出来，经脑电图机放大、滤波和信号处理等加工，反映在计算机屏幕上，得到脑电活动的不同图形，从而对脑部情况做出判断。因此，脑电图检查不会对人脑有刺激。

问题十、如何明确诊断发作性症状？

很多发作性的症状发生时医师很难亲眼见到，大多数情况下患者也不能详细地描述经过，所以只能通过目击者描述，这难免有时出现差错，从而给诊断带来一定的困难。如果发作比较频繁，那么长程同步视频脑电监测的意义就非常大，可以同时看到发作时的视频录像及同步脑电图，给明确诊断带来很大帮助。

问题十一、癫痫能治好吗？

癫痫患者经常思考的一个问题就是"我的病能好吗？"，俗话说："人吃五谷杂粮，哪能不生病？"癫痫和其他疾病一样是完全可治的，药物治疗是目前癫痫控制的首选措施，很多患者通过合理正规的抗癫痫药物治疗，发作得以控制，有相当一部分可以完全治愈。科学诊断、早期正规的治疗是其关键，因此要对自己有信心，相信自己是大部分能获得治愈的患者之一。另有20%～30%的癫痫患者虽经正规药物治疗最终仍然难以控制发作，这属于"难治性癫痫"，其中5%的患者还可以通过手术而获得控制、治愈。因此，癫痫患者一定要到正规医院就诊，要有良好的依从性，配合医师，坚持长期正规的治疗。

抗癫痫药物应用的注意事项：①选药，根据类型，对症选药。②用药，单药使用，剂量渐增。③换药，先加后撤，过渡用药。④联合，机制协同，毒性不加。⑤停药，逐渐减量，缓慢停药。⑥毒性，毒副作用，孕妇慎用。

问题十二、癫痫患者可以学习、就业、结婚吗？

随着现代医学的发展，癫痫的诊疗水平有了很大的提高，经过规范化治疗，癫痫患者完全可以接受教育，参加工作，结婚生子，为社会做出应有的贡献。

问题十三、癫痫患者的预后如何？

癫痫患者经过正规的抗癫痫药物治疗，约有70%的患者发作可以得到控制，其中50%～60%的患者经2～5年的治疗可以痊愈，患者可以和正常人一样工作和生活。约35%的癫痫患者反复调药不能有效控制发作，这称为药物难治性癫痫。接近50%的此类患者，可在其颅内找到致病灶，行致病灶切除术，能有效治疗癫痫。50%的药物难治性癫痫患者不宜行致病灶切除，可以行生酮饮食治疗、神经调控治疗，上述治疗方法可使部分药物难治性癫痫患者的发作得到控制或治愈，在一定程度上改善难治性癫痫的预后。

问题十四、癫痫的护理有哪些注意事项？

（1）生活规律，按时休息。患者应避免劳累，避免熬夜、疲劳，避免长时间看电视、打游戏机等。睡眠不足可使大脑兴奋性增高，正常人若睡眠不足脑电图也可有类似癫痫患者的活动。癫痫患者应保持充足的睡眠时间，成人至少每天睡眠7～9小时，儿童至少8～16小时。

（2）饮食清淡，多吃新鲜蔬菜和水果。癫痫患者应注意合理饮食，补充足够的营养。在癫痫患者的治疗过程中，某些药物会对消化系统带来影响，导致患者营养物质的缺乏或代谢障碍，如维生素B_6、维生素K、叶酸、钙、镁等元素的缺乏。避免服用含有咖啡因、麻黄碱的药物。青霉素类或沙星类药物有时也可诱发发作。患者应注意避免咖啡、可乐、辛辣等兴奋性饮料及食物，戒烟、戒酒。除合理饮食外，鱼、虾、蛋、奶中含有丰富的维生素D，并能促进钙质吸收，绿色蔬菜含有丰富的叶酸、维生素K，因此患者不能偏食、挑食，必须全面均衡营养，合理饮食。

（3）癫痫患者可以适量运动，如散步、慢跑、打羽毛球、打网球、打乒乓球等，若病情稳定，还可以打篮球、踢足球，适当的体育活动可以增加神经细胞的稳定性。但运动不要过于激烈，不能参加游泳、登山、跳水、赛车等较剧烈的运动，也尽量不要骑自行车，防止发作时摔伤，尽量不要驾驶汽车，避免发生交通事故。

（4）按时、规律服药：突然停药或减少药量都可能导致癫痫发作频繁，而擅自加量则可能出现严重的药物不良反应。

（5）癫痫患者外出时，一定要随身携带"癫痫治疗卡"，以方便急救和及时与其家人取得联系。在发作没有基本控制之前，不要外出旅游。

（6）病情控制后，必须在熟悉病情、掌握护理技术的家属陪伴下外出旅游，并随身携带应急药物，在病情发作时及时处理。

（7）禁止在海边或江河里游泳，不在高空作业，不操作机器等。

问题十五、如何预防癫痫？

（1）预防癫痫，应详细进行家系调查，了解患者双亲同胞和近亲中是否有癫痫发作及其发作特点，对能引起智力低下和癫痫的一些严重遗传性疾病，应进行产前诊断或新生儿期过筛检查，以决定终止妊娠或早期进行治疗。

（2）防止分娩意外。新生儿产伤是癫痫发病的重要原因之一，避免产伤对预防癫痫有重要意义。对癫痫患者要及时诊断，及早治疗，治疗越早脑损伤越小，复发越少，预后越好。

（3）去除或减轻引起癫痫的原发病如颅内占位性疾病、代谢异常、感染等，这对反复发作的病例也有重要意义。

癫痫是一种慢性病，可迁延数年甚至数十年，因而可对患者身体、精神、婚姻及社会经济及地位造成严重的不良影响。患者在家庭关系、学校教育和就业等方面的不幸和挫折、文体活动方面的限制等，可使患者产生悲观心理，严重影响患者的身心发育，这就要求社会各界对癫痫患者给予理解和支持。

七、神经康复

神经系统是人类发育中最高级和功能最复杂的器官系统。迄今为止，人类对于神经系统，特别是中枢神经系统的了解还远远不够。

据统计，神经系统疾病的患病率约为4%。目前，我国因病致死或致残的原因顺位中，神经系统疾病几乎总是排在前三位。脑卒中、脑或脊髓其他疾病和损伤后，相当一部分患者死亡，而幸存者约40%会有严重致残，且许多患者呈复合性损伤，成为人类疑难、重症、复杂的残疾病例，所涉及的残疾状态常涉及感觉-运动、言语-交流、认知、情感-心理-精神-行为、自主神经、吞咽功能等方面。患者不仅在身体（包括器官或脏器）水平上产生形态或功能损伤，而且在个体活动能力上有不同程度的受限，严重影响了患者的社会参与能力：青少年不能上学、中壮年不能工作、老年人生活不能自理，给家庭和社会带来很大的压力。因此，神经系统疾患的医学处理一直是医学科学的重要部分。在"脑的十年"（1990—2000年）研究计划中，全世界（当然也包括中国）已经集中了大量的人力、物力和财力，对脑的基础、临床和康复进行了比较深入的研究，取得了一系列突破性进展，极大推动了神经康复学的发展。

神经康复学是研究神经系统疾患所致的功能障碍，并进行相关康复预防、康复评定和康复治疗的一门学科。神经康复是临床康复的重要分支，是神经系统疾患临床治疗不可分割的重要组成部分，但其与神经病学又有不同之处。神经病学是研究神经系统的结构、功能及其疾病的病因、病理、症状、诊断和防治等问题；神经康复学不仅是在神经病学的基础上与康复医学相融合发展的新学科，同时也是一门边缘学科。神经病学和康复医学相互渗透与结合，因此将神经康复学归为哪门学科的分支都是合情合理的。

神经康复学的主要任务是功能的恢复和重建，其目的是采用多种方式进行功能训练，从而加快神经功能的恢复，消除或减轻病损后导致的残疾程度，提高患者的生活自理能力和生活质量。

神经康复治疗方法包括神经生理学和神经发育学方法、脑功能重建方法和相关临床方法。神经生理学和神经发育学方法，是运用兴奋或抑制的手法促进脑功能的恢复，具体方法有 Bobath、Brunnstrom、Rood、PNF 等。

随着社会的发展，人民生活水平的提高，生活压力的加大及老龄化的到来，我国的疾病谱也悄悄发生变化，其中心脑血管疾病占很大比例，如脑卒中、脑梗死、老年痴呆、帕金森病等；交通事故和工伤意外等所导致的脑外伤、脊髓损伤病例也逐渐增多；低体重儿，分娩前、分娩中和分娩后的各种脑损伤所造成的中枢性运动障碍及脑与脊髓发育不全的婴儿，可能会出现运动发育迟缓、语言发育落后、姿势异常、智力低下和对环境的反应性差等。这些疾病大概率会导致残疾，且多以慢性病症状出现，无论是给家庭还是给社会都造成了极大的负担。许多临床实践证明，康复治疗对这些疾病的功能恢复有一定的治疗效果。

目前人们对康复的认识仍然不充分，很多人认为早期应静养等待症状的自然消退，且经常照顾得太细致入微，使患者产生过多的依赖，缺少参与力所能及的生活自理活动，病重或年迈的患者因卧床不起，从而衍生了失用综合征。另外一种情形是料理患者的人缺乏康复相关知识，训练手法操作不当，超出了正常解剖生理的活动范围，强度过大或训练量过多，造成了二次伤害。因此，应提高大家对早期康复的认识，康复介入越早，效果就越好，能使患者的肢体功能得到更好的恢复，从而提高生活自理程度。

问题一、什么是康复？

有些人认为康复就是一种疗养、理疗，这种看法是错误的。康复医学是以研究伤、病、残者身体功能障碍的预防、评定、治疗、训练和处理为主要任务，减轻和消除人的功能障碍，使人的功能缺失得到弥补和重建，设法努力改善和不断提高人的生活自理能力，使他们重新走向生活，重新走向工作，重新走向社会。

康复是一个很复杂又有趣的学科，不仅针对医院里的患者，社区康复近年来也在不断发展，亚健康人群也可以进行适当合理的康复治疗。

问题二、偏瘫后有哪些康复方法？

（1）运动疗法：主要是利用物理学中的力学因素，以徒手及各种器械疗法进行肢体运动功能训练，以恢复或改善神经功能障碍的治疗方法，包括各种神经促进技术的手法治疗、康复机器人训练、关节持续被动运动、等速—平衡—减重训练等。

（2）作业疗法：是从日常生活活动、职业劳动、娱乐活动中选取一些作业，有目的、有针对地对患者进行训练，以缓解症状和改善功能的一种治疗方法。主要包括日常生活能力训练、手指精细功能训练、就业前各项技能准备训练等。

（3）言语治疗：通过各种手段对有言语表达障碍的患者进行针对性治疗。治疗手段一般是言语交流训练，或者借助于其他交流工具替代设备，如言语交流板、交流辅助手册、手势语等，包括吞咽障碍治疗、失语症治疗、构音障碍治疗。

（4）物理因子治疗：应用力、电、声、水和温度等物理学因素来治疗患者疾患的方法。物理因子治疗可兴奋中枢神经及肌肉，调节人体自主感觉神经及内脏免疫功能，松解粘连，有效软化皮肤瘢痕，对炎症、疼痛、瘫痪、痉挛和局部血液循环功能障碍的患者有较好的治疗效果，包括高频治疗、中频治疗、低频治疗、磁疗等。

（5）传统康复治疗：针灸、推拿、拔火罐等。

（6）药物治疗：以营养神经、改善脑功能的药物为主。

（7）康复工程：通过应用现代工程学的原理和方法为患者设计、制作假肢、矫形器、自助具和进行无障碍环境的改造等，以恢复、代偿或重建患者的功能，为回归社会创造条件。

问题三、脑卒中患者为什么要早期进行康复训练？

据统计，脑卒中患者如果在患病后1个月内开始康复训练，那么日常生活能力可以达到自理的时间约为86天。超过1个月的患者，康复时间超过100天，日常生活能力才有可能达到自理，有时还要更多的时间进行康复训练或根本达不到能够自理的程度。若在急性、早期未能康复，1～2个月后多数患者会出现"失用综合征"，严重影响功能恢复和日常生活质量，还会增加患者的住院天数，加重经济负担。因此正规的康复训练开始得越早，康复效果越好。

问题四、早期康复训练有什么好处？

（1）预防患者损伤后-继发障碍的发生与发展。

（2）积极预防肌萎缩、关节僵硬、压疮等并发症的发生。

（3）维持心肺及循环功能，促进其功能障碍的恢复，并为以后的系统康复打下基础。

（4）给予患者大脑正常的感觉、运动输入。

（5）提高疗效，大大降低致残率。

（6）缩短住院时间，提高功能恢复的程度。

（7）尽快恢复患者的生活自理能力，减轻家庭和社会负担。

（8）提高生活质量，使患者能早日回归家庭、回归社会。

问题五、如何把握康复训练的时机？

事实上不论脑出血还是脑梗死患者，患者病情平稳后，就可以开始康复训练。

（1）脑梗死：只要神志清楚，生命体征平稳，病情不再发展，48小时后即可进行，康复量由小到大，循序渐进。

（2）脑出血：大多数康复训练可在病后（5～7天）开始，不超过一周（防止出现"失用"），这意味着脑卒中患者1周内大都可以进行康复治疗。

问题六、早期康复训练对偏瘫患者有危险吗？

只要遵循循序渐进的原则，训练时间由少到多，训练强度由小到大，患者就不会有危险。早期康复训练主要分为关节的被动活动和床上体位摆放这两类。关节的被动活动可以维持正常的关节活动范围，预防关节挛缩畸形。床上体位摆放是为了防止患者痉挛模式的发生，良好的肢体姿势可以增强对患肢感觉、知觉的输入。这些都是由别人辅助完成，患者没有任何体力负担。

问题七、早期为什么要经常变换体位？

偏瘫患者在急性期经常变换体位不仅可以有效防止出现压疮，还可以预防关节肿胀、下肢深静脉血栓形成、泌尿系和呼吸道感染等并发症，建议翻身时间间隔2小时。偏瘫患者多数时候喜欢向患侧卧位，由于早期瘫痪部位感觉不明显，即使患肢长时间受压，也没有丝毫痛觉，但这种行为会大大影响日后的功能恢复，并存在隐患。因此，以仰卧位、患侧卧位、健侧卧位三种体位经常变换为佳。

问题八、正确的仰卧姿势是什么？

患侧上肢：肩胛骨尽量向前伸、往上提，在肩胛骨下面垫个软垫；肩关节向外伸展与身体呈45°角；肘关节、腕关节伸展，掌心向上；手指伸展略分开，拇指外展。患侧下肢：在腰和髋部下面垫个软垫，髋关节稍向内旋，膝关节稍弯曲，膝下可垫一小枕头，足底不要去触碰任何东西。

问题九、正确的患侧卧位姿势是什么？

患侧上肢：肩向前伸，前臂往后旋，使肘和腕伸展，手掌向上，手指伸开。下肢：健侧在前，患肢在后，患侧屈膝，脚掌和小腿尽量保持垂直。

问题十、正确的健侧卧位姿势是什么?

患侧上肢:肩向前伸,肘和腕关节保持伸展,腋下垫个软枕,使肩和上肢保持外展。患侧下肢:髋略屈,向前挺,屈膝,稍稍勾起脚尖。健侧肢体可以自然放置。

问题十一、早期进行关节活动度训练应该注意什么?

当身体体征平稳后,应尽早进行肢体关节被动活动训练,目的是预防或减轻关节肿胀,促进患侧肢体的主动活动早日出现。家人在床旁进行训练时,活动顺序应从近端关节到远端关节(上肢:肩→肘→腕→掌指关节;下肢:髋→膝→踝关节)。被动活动宜在无痛或少痛下进行,动作要缓慢,注意保护肩关节,防止脱位,鼓励患者自我训练,防止训练时活度过度,以免造成关节损伤。

问题十二、为什么要重视患侧刺激?

通常患者的体表感觉反应小,视觉减弱,听觉下降,为了避免出现忽略患侧空间和患侧身体的问题,可以通过进一步加强患侧刺激,来达到对抗的效果。房间的布置应尽可能地使患侧在白天自然接受更多的刺激,如床头柜、电视机应置于患侧;家属与患者交谈时也应握住患侧手,引导偏瘫患者头转向患侧;避免手的损伤,尽量不在患肢静脉输液,慎用热水袋热敷。

问题十三、偏瘫患者如何练习翻身?

(1)向患侧翻身法(伸肘摆动翻身法):①患者仰卧,双手十指交叉,患侧拇指在健侧拇指上方。②双上肢向天花板方向伸展，双下肢髋关节和膝关节屈曲，双足底平踩床面。摆好上述姿势后，将伸展的双上肢先摆向健侧，再迅速反方向地摆向患侧，借助摆动的惯性使身体翻向患侧。

（2）健侧翻身法（健腿翻身法）：患者仰卧，双上肢屈肘，健侧前臂托住患侧前臂，置于胸前；或双手十指交叉，双上肢向正前方伸展。健腿屈曲，健足自患腿膝关节下方插入小腿下方。摆好上述姿势后，在上半身左右旋转的同时，利用健侧伸腿的力量带动患侧身体翻向健侧。

提示：不管向患侧还是向健侧翻身，都应先转动头部和颈部，然后正确地连续转肩、上肢、躯干、骨盆及下肢。家人还要在床上留给患者足够的空间翻身，以确保患者翻身后的安全和舒适。

问题十四、怎样进行一些有益的床上活动？

（1）双手交叉上举训练：在床上做双手交叉上举训练的要领如下。①患者仰卧，用健手将患手拿到胸前，双手十指交叉，健手手指分别插入患手手指间，患侧拇指在上，手掌相对握手。②以健手带动患手向天花板方向做上举动作，双上肢带动肩部尽量向天花板方向伸举，停留片刻后缓慢返回到胸前。本训练可有效预防患侧肩关节后缩、下沉及挛缩。

（2）桥式运动：在床上做桥式运动的要领如下。患者双下肢屈曲，双足平放在床面，双膝关节尽量并拢，足跟不要抬起，双下肢用力将臀部抬起，使髋关节尽量伸展，以完成桥式运动。桥式运动的益处如下：①患者由健侧上、下肢带动患侧上下肢活动；②缓解躯干和下肢痉挛；

③抬起臀部，便于放入便盆等用品或清洁床铺；④抬起躯干，增加对肩的压力，迫使肩向前及上臂外旋，可对抗异常的肩后缩和上臂内旋姿势；⑤用足底撑床，有助于翻身等。

提示：起初患者不一定能自动抬起臀部，家人应一手按住患者的双足，另一手托起患者的臀部，帮助患者完成桥式运动。避免利用颈部用力下压和躯干伸展的力量完成抬臀部的动作。

问题十五、为什么偏瘫患者不宜在床上久坐？

偏瘫患者在床上坐起或进食时，常采取半卧位的姿势，这种姿势对肢体功能恢复是不利的，早期采用不正确的床上坐姿会导致肢体张力增高，异常运动模式形成后康复难度很大。患者确实需要床上半卧位时，应注意两点：一是时间不宜过久；二是颈部不能悬空，要用枕头或垫背支撑。

了解床上半卧位的缺点和注意事项后，我们就知道从床上坐起来也不能太随意，另外床上坐位不如坐在椅子上稳定性好，身体也不容易保持端正。因此当患者离开病床后，还是应该多采取椅子上的坐位。

问题十六、偏瘫患者怎样自己完成从床上坐到椅子上的转移？

患者坐在床沿，双足着地。首先椅子要稳固，摆放在患者健侧，靠近床边，与床呈30°～45°角，患者健足适当内旋。

患者健手扶住椅面或外侧扶手，身体略向前倾，伸肘支撑躯干并趁势站起，重心落在健腿上，并以此为轴向健侧缓慢旋转身体，使臀部对准椅面，慢慢坐到椅子上。

问题十七、怎样练习穿脱套头衫？

（1）穿套头衫：衣服背朝上摆好→将患手放入衣袖→向上拉→健手插入衣袖→健手将衣服拉到肩部→把头套入，整理衣服。

（2）脱套头衫：用健手将衣服后领向上拉→退出头→退下肩→退出健手→健手把患侧衣领退下。

问题十八、怎样练习穿脱开衫？

（1）穿开衫：衣服里朝上摆好→穿患侧衣袖→把衣领拉到肩部→衣领拉到健侧→穿健侧衣袖→整理衣服，系纽扣。

（2）脱开衫：脱患侧的肩→脱健侧整个衣袖→脱下患侧衣袖。

问题十九、进食吞咽困难怎么办？

吞咽困难是脑卒中患者常见的并发症，常伴有吞咽费力，咽食或饮水时有梗阻感觉或发噎感，吞咽过程较长，严重时不能咽下食物，如果没得到及时有效的康复护理，容易造成误咽，引起吸入性肺炎，造成严重后果，也会因窒息而危及患者的生命。因此，应注意食物的选择，糊状食物不易误吸。

（1）注意进食时的体位：①能坐起的患者，可取坐位进食；②不能坐起者采取半卧位，躯干抬高30°～40°；③肢体偏瘫患者进食时偏瘫侧肩部用枕头垫起；④进食结束后半卧位应保持30分钟左右。

（2）注意喂食窍门：①要用薄且凹陷的小汤匙，掌握最适宜吞咽的一口量（1～4ml）；②每次喂食时用汤匙压一下舌面以刺激知觉，促进舌的运动；③保持环境安静，少说话，避免患者因注意力分散而引起呛咳；④指导患者进食后反复做空吞咽动作，待食物全部咽下后再喂食；⑤每次吞咽后饮少量水，有利于刺激诱发吞咽反射，除去咽部残留食物。

问题二十、偏瘫患者烦躁或焦虑不安怎么办？

偏瘫患者中焦虑状态较为多见，表现为持续存在的恐惧、烦躁、激怒、紧张不安等，并常伴有自主神经功能紊乱。焦虑和抑郁一样，直接影响患者的神经功能康复和生活质量，因此需要及时发现，积极干预。

（1）支持性心理治疗：①耐心听取患者的倾诉，指导和帮助其改变错误的认知和评价；②生活和治疗中给予患者耐心、细致的照料和关心，增强其战胜疾病的信心；③行为干预，纠正患者不良生活习惯，尤其戒烟、酒，并引导营养均衡的合理膳食；④积极参加力所能及的文体活动，包括听音乐、下棋等，能减轻其焦虑情绪。

（2）药物治疗：①一般采用短效的催眠药（苯二氮䓬类药物），如阿普唑仑、劳拉西泮等。精神类药物的剂量和服药方式需个体化调节，剂量应小且不宜长期服用，必须在专科医师指导下服用。②中药治疗，可采用镇静安神、养血营心的药物，如甘麦大枣汤、归脾汤之类。

（3）其他治疗：①生物反馈疗法。借用生物反馈治疗仪的监测与反馈，帮助患者进行放松和情绪调节训练，最后达到即使没有反馈仪的帮助，也能运用放松技术很快缓解焦虑状态。②经颅磁刺激（TMS）、经颅微电流刺激疗法，对患者的焦虑也有一定的治疗作用。③放松训练。患者要保持心情轻松，并舒适地坐在椅子上，做深呼吸运动和全身肌肉放松训练，每日2～3次。经过反复多次训练后可形成条件反射，做到运用自如。④头针、耳针及针灸肝经腧穴也可治疗焦虑。

八、头痛

头痛一般是指局限于头颅上半部分，包括眉弓、耳轮上缘及枕外隆突连线以上部分的疼痛。头痛是最常见的临床症状之一，通常是头颈部的痛觉末梢感受器受到刺激所产生的异常神经冲动传达到脑部所致。头痛的病因较复杂，可由颅内病变，颅外头颈部病变，头颈部以外躯体疾病及神经官能症、精神病等引起。

问题一、头痛的病因有哪些？

（1）感染：颅脑感染常引发头痛，常见的有脑膜炎、脑炎、脑膜脑炎、脑脓肿、脑寄生虫病（如囊虫、包虫）等，感染会导致脑膜刺激征。头痛常急性发作，呈持续性，并伴有颈强直等。

（2）脑血管病变：如蛛网膜下腔出血可引起患者自述为"一生中最剧烈的头痛"，脑出血、大面积脑梗死、颅内静脉系统血栓常引起头痛，未破裂的颅内动脉瘤会引发牵涉痛，后交通动脉瘤疼痛多投射到眼部。

（3）颅内占位病变：脑肿瘤、颅内转移瘤等常出现头痛，这是肿瘤和脑水肿引起颅内压增高所致，颅内压升高牵拉血管或硬脑膜产生双侧枕部和（或）前额部波动性头痛；但当占位病变体积膨胀或牵拉脑部血管及脑底硬脑膜时也可出现头痛，通常要早于颅内压升高。

（4）颅脑损伤：由于脑神经、血管或硬脑膜受损伤所致，如脑震荡、脑挫裂伤、硬膜下血肿、硬膜外血肿、脑内血肿及脑外伤后遗症等。患者在平卧或侧卧时导致头痛加重，常提示急性或慢性硬膜下血肿，头痛通常为单侧钝痛，特发性颅内压增高常出现仰卧位或清晨头痛。

（5）系统性疾病：高血压、贫血、肺性脑病、中暑等可引起头痛，急性感染引发的发热性疾病如流行性感冒、肺炎等可导致头痛，额窦炎、筛窦炎晨醒头痛严重。乙醇、一氧化碳、有机磷农药中毒等可出现头痛。过度使用镇痛药、硝酸盐类、激素类如雌激素，质子泵抑抑剂如泮托拉唑、雷贝拉唑，咖啡因戒断等也可出现头痛。

（6）精神因素：临床最常见的紧张型头痛，常因额、颞、顶、枕部及后颈部肌肉收缩所致，病因包括慢性炎症、外伤、职业劳损等，头痛也常是焦虑、抑郁的躯体化障碍。

问题二、头痛的发病机制是什么？

头痛的发病机制复杂，主要是以上病因导致颅内、外痛觉感受器受到刺激，经痛觉传导通路传导至大脑皮质引起。但目前确切机制尚不明确。

问题三、头痛的种类有哪些？

按有无明确病因，头痛大致可分为原发性头痛和继发性头痛。原发性头痛是指目前发病原因和机制还不清楚的头痛。常见的有紧张型头痛、偏头痛、丛集性头痛等。继发性头痛是指可以确定身体或心理有明确问题所引起的头痛，包括各种颅内病变如脑血管病、颅内感染、颅脑外伤，全身性疾病如发热、内环境紊乱及滥用精神活性药物等。

问题四、最常见的头痛是哪种？

最多见的头痛是紧张型头痛（TTH），又称紧张性头痛、肌收缩性头痛等，发病常与长期紧张、心理压力、过度劳累、焦虑、抑郁、精神刺激及性格弱点等有关。典型者多在20岁左右起病，发病高峰在25～35岁，患病率随年龄增长，以女性多见，病程较长，可持续数十年，常反复发作，表现为双枕部非搏动性头痛，患者常诉头紧箍感、头顶压迫感或钳夹样疼痛，可累及颈部或变为全头痛，无视觉先兆，不伴恶心、呕吐、畏光及畏声等。轻者偶发，重者持续数日或数周，发作频繁，时轻时重，日常生活多不受影响。

紧张性头痛常是抑郁或焦虑障碍常见的躯体症状，患者还常伴心烦、焦躁不安，睡眠障碍如入睡困难、早醒或多梦，以及头晕、记忆力减退、注意力不集中、精力丧失、周身无力等躯体症状，阵发性心悸、面红、多汗等自主神经症状，因此须高度关注紧张型头痛患者的抑郁心境、焦虑情绪及性格特质等。

问题五、为什么会偏头痛？

典型的偏头痛有相对明显的诱因：①情绪低落、睡眠过多或过少；②环境：吸烟过多而导致烟雾缭绕的地方，空气密闭、空气不流通的地方；③换季（尤其秋至冬）；④较剧烈的活动之后；⑤女性经期、服用某些药物或特殊食物或饮料（如烧烤、浓茶、咖啡、碳酸饮料）。偏头痛常表现为发作性、多为偏侧、中重度搏动样疼痛，可伴有恶心、呕吐和畏光、畏声。

问题六、常见的偏头痛类型及临床表现是怎样的？

1. 无先兆的偏头痛　也称为普通偏头痛，约占偏头痛的80%。发病前多无明显的先兆症状，部分患者发病前可有精神障碍、疲劳、打哈欠、食欲缺乏、全身不适等，月经期、饮酒、空腹饥饿也可诱发。患者出现一侧或双侧额颞部疼痛，呈搏动性，缓慢加重，可反复发作，常伴恶心、呕吐、畏光、畏声、出汗、全身不适、头皮触痛等。发作频率比有先兆的更高，头痛持续时间长，可达数日，疼痛持续时常伴颈肌收缩，发作后无神经系统体征。

2. 有先兆的偏头痛　也称为典型偏头痛，约占偏头痛的10%，多有家族史。临床典型表现分为3期。

（1）先兆期：最常见为视觉先兆，如闪光、暗点、亮线、视物模糊或视物变形；其次是感觉先兆，感觉症状如麻木、感觉异常多呈一侧面-手区域分布；言语和运动先兆少见。先兆症状一般在5～20分钟逐渐形成，持续不超过60分钟。

（2）头痛期：与先兆同时或随后出现一侧或双侧额颞或眶后搏动性头痛，常伴恶心、呕吐、畏光或畏声、苍白或出汗、多尿、易激惹、气味恐怖及疲劳感等，头痛因活动加重，睡眠后可缓解，一般1～2小时达到高峰，持续

4～6小时或十余小时，重者可历时数日；发作频率和间期不等，发作间歇期多无症状。

（3）头痛后期：头痛消退后常有疲劳、倦息、烦躁、无力和食欲缺乏等。

3.慢性偏头痛　在未过度用药的情况下，在数月至数年病程中偏头痛的发作特点发生改变，至少在3个月中偏头痛发作次数每月达到或超过15天，头痛具有偏头痛特点。

问题七、难以忍受的头痛——丛集性头痛有哪些特点？

丛集性头痛是一侧眼眶周围发作性剧烈头痛，发作呈反复密集的特点。患者多在20～40岁发病，高峰年龄约25岁，表现为一连串短暂发作，单侧非搏动性持续头痛，常剧烈难忍。头痛开始时常表现为鼻旁烧灼感或眼球后压迫感，出现一侧眶部、球后及额颞部局限性剧烈钻痛，常伴同侧结膜充血、流泪及鼻塞，可伴上睑下垂。丛集头痛可由饮酒、被冷风拂面及服用血管扩张药等诱发。患者表现为不安地踱步，捶打头部或撞墙，持续15分钟至3小时，通常20分钟达高峰；夜间常定时痛醒或每天在同一时间发作，有昼夜节律周期性，头痛始终为单侧性，复发也在同侧，不伴呕吐，无先兆。常在每年春、秋季发作1～2次，每次丛集期可达数周至数月，发作间期患者可能数月或数年无恙。

问题八、如何鉴别继发性头痛？

由疾病引起的头痛称为继发性头痛，一般伴有其他不适，如低颅内压性头痛多与体位有关；脑膜炎引起的头痛常伴有体温升高、颈部自感僵硬、呕吐等；动脉瘤引起的头痛可能会有上睑下垂；颅内肿瘤引起的头痛除呕吐之外还可能出现头晕、视力减退、偏瘫等。

问题九、老年人头痛有哪些注意事项？

老年人头痛多为紧张性头痛，女性较多见；其余可由创伤、脑卒中、脑肿瘤、脑动脉炎、严重高血压等引起。老年人新发的头痛应高度怀疑脑肿瘤。临床上老年人严重持续性头痛，伴颞动脉变粗变硬、触痛及搏动消失，咀嚼时下颌疼痛或僵硬，红细胞沉降率显著加快，高度提示颞动脉炎，这是老年人头痛最易被忽视的病因，其最大风险是导致失明。此外，老年人须注意药物引起的头痛，如老年人用溴隐亭、硝酸甘油等可引起头痛，滥用镇痛药也是老年人慢性头痛的高危因素。

问题十、每个人只能得一种类型头痛吗？

如果您有高血压、糖尿病、吸烟、饮酒、长期失眠等基础疾病或不良习惯，那很可能发生原发性头痛，还有很大可能发生继发性头痛。所以头痛不一定只是一种类型。

问题十一、头痛需要检查吗？

对于原发性头痛，一般可先口服镇痛药尝试缓解症状。持续时间长或较严重的头痛，要通过头颅CT、磁共振等检查排除颅内肿瘤、颅内出血、脑积水等疾病。

问题十二、出现哪些情况需要去医院就诊？

在无睡眠欠佳、工作过度紧张、心境不佳等诱因的情况下出现从早到晚的头痛，持续数天都没有缓解，或还伴有颈部僵硬、头昏沉、食欲缺乏等，这类头痛有可能与颅内存在肿瘤、血管疾病、炎症等有关，应及时就诊。

头痛伴有反应迟钝、视力下降、走路不稳、手脚麻木乏力、说话含糊、剧烈呕吐等症状时，提示颅内可能有器质性病变，应及时就诊。

头痛不断进展，表现为头痛范围扩大、头痛程度加剧，尤其是出现以往从未经历过的剧烈头痛时，提示有颅内血管疾病（蛛网膜下腔出血等）、感染等可能，应及时就诊。

问题十三、哪些情况可先行观察？

在食用较为辛辣刺激的食物、啃食较硬的食物及饮酒后出现的头痛，可以暂时不用紧张，休息一会儿可能会缓解。

在心情紧张、压抑、过度兴奋或劳累、工作压力大等情况下出现的钝痛，可以通过充足的睡眠、倾诉、欣赏轻音乐、冥想等适度的方法释放紧张的情绪，病情可能会有所好转。

到了冬季，寒冷的空气会让头部血管收缩、肌肉收缩、血压波动、鼻炎加重，从而产生头痛，尤其是对老年人和那些"要美丽不要温度"的女性朋友。要注意室内、外温差，做好防寒保暖，监控血压，头痛也许就不会再出现了。

问题十四、原发性头痛怎么治疗？

应以预防为主：控制好"三高"（高血压、糖尿病、高血脂），戒掉不良习惯（除了烟酒以外，浓茶、浓咖啡、碳酸饮料甚至烧烤、奶酪也应戒掉）。此外，要注意合理饮食，劳逸结合，保持乐观、积极、健康的生活状态。

部分患者宜采取心理行为治疗，可能有助于缓解患者的紧张情绪，通过认真细致的检查使之消除疑虑，帮助患者找到并克服引起精神压力与焦虑的原因，并进行心理疏导，使之保持良好心态；也可采取松弛疗法，如按摩、练瑜伽等也有一定的疗效。

在头痛发作期给予布洛芬等消炎镇痛药控制症状，这类镇痛药为非麻醉或精神类药品，副作用或依赖性很小。

偏头痛可以在医师指导下口服氟桂利嗪预防，紧张性头痛可以给予帕罗西汀等改善睡眠、缓解焦虑。

第3章

其他疾病

一、血糖异常

葡萄糖是人体的重要组成成分，也是能量的重要来源。正常人体每天需要很多的糖来提供能量，为各种组织、脏器的正常运行提供动力，血糖必须保持一定的水平才能维持体内各器官和组织的需要。正常人的血糖稳定在一个区间内，无论是血糖升高还是降低都会对人体的健康造成影响。糖尿病患者的血糖长期居高不下，可导致各种慢性并发症，同时，低血糖对人体的危害丝毫不逊于高血糖，因为低血糖对人体的严重危害可能在短暂的几小时内发生，严重者甚至可以致命。总之，血糖过高或过低（统称为"血糖异常"）均对人体有害。

问题一、血糖是什么？正常范围是多少？

血糖是指血液中葡萄糖的浓度。血糖的正常范围（静脉血为主）：空腹血糖3.9～6.1mmol/L，餐后2小时血糖＜7.8mmol/L。

问题二、什么是糖尿病？

糖尿病是一组由多病因引起的以慢性高血糖为特征

的代谢性疾病，是由胰岛素分泌和（或）利用缺陷所引起的。长期糖类及脂肪、蛋白质代谢紊乱可引起多系统损害，导致眼、肾、神经、心脏、血管等组织器官慢性进行性病变、功能减退及衰竭。病情严重或应激时可发生急性严重代谢紊乱，如糖尿病酮症酸中毒、高渗高血糖综合征。糖尿病是由遗传和环境因素的复合病因引起的临床综合征，目前其病因和发病机制仍未完全阐明。

问题三、糖尿病的主要表现是什么？

糖尿病的基本临床表现为"三多一少"，即多尿、多饮、多食和体重减轻，但并不是所有的糖尿病患者都会有"三多一少"症状，大部分患者症状不典型，可有皮肤瘙痒、视物模糊等症状，仅于健康检查时发现血糖异常，还可有各种糖尿病并发症的相关表现。

问题四、糖尿病的诊断标准是什么？

（1）糖尿病症状加随机血糖≥11.1mmol/L；或空腹血糖≥7.0mmol/L；或OGTT 2小时血糖≥11.1mmol/L。

（2）若无典型"三多一少"症状，需再测一次予以证实，糖尿病诊断才成立。

（3）空腹指至少8小时内无任何热量摄入。

（4）所有血糖测定结果均以静脉血浆葡萄糖水平为准。

问题五、什么是糖化血红蛋白？

糖化血红蛋白是指血液中红细胞内的血红蛋白与血糖结合的产物，红细胞在血液循环中的寿命约为120天，因此糖化血红蛋白反映的是患者近8～12周平均血糖水平。《中国2型糖尿病防治指南（2020版）》将糖化血红蛋白纳入糖尿病诊断标准，诊断切点为≥6.5%。

问题六、糖尿病有哪些分型？

目前糖尿病分为4型：①1型糖尿病；②2型糖尿病；③其他特殊类型糖尿病；④妊娠糖尿病。

问题七、哪些指标可以反映胰岛的功能情况？

目前临床常用胰岛释放试验和C肽水平测定来评估胰岛的功能情况。

问题八、空腹血糖正常可以排除糖尿病吗？

不一定。空腹血糖正常的情况下，如果餐后2小时血糖水平正常，则不考虑糖尿病；如餐后2小时血糖高于正常血糖水平，则不能除外糖尿病。

问题九、什么是糖尿病前期？

糖尿病前期包括空腹血糖受损和糖耐量减低。

空腹血糖受损是指空腹血糖6.1～7.0mmol/L，糖负荷后2小时血糖＜7.8mmol/L。

糖耐量减低是指空腹血糖＜7.0mmol/L，糖负荷后2小时血糖7.8～11.1mmol/L。

糖尿病前期经过积极合理的饮食、运动干预，一部分人的血糖可以恢复正常。如任其发展，很多人会进展为糖尿病。糖尿病前期主要以糖尿病饮食疗法、运动疗法、控制体重及各种危险因素为主，可视血糖情况酌情加用降血糖药物。糖尿病前期一般不会有明显症状，仅血糖出现异常。

问题十、什么是老年糖尿病？

老年糖尿病是指年龄≥60岁，包括60岁以前起病而延续至老年期的糖尿病和60岁以后诊断的糖尿病，其特点如下：①以2型糖尿病为主，1型糖尿病相对少见；②老年糖尿病患者异质性很大，其患病年龄、病程、身体基础、健康状态、各脏器功能、并发症与合并症情况、合并用药情况、经济状况及医疗条件、预期寿命等差异很大；③症状不典型，急性并发症及各种伴发病的症状也不典型，易于漏诊或误诊；④发生低血糖的风险较高。

老年糖尿病的治疗需要注意以下几点：①定期全面检查，综合评估患者的健康状况，确定个体化的血糖控制目标；②健康教育，合理饮食，安全有效的运动应贯穿治疗全程；③需使用低血糖风险低的降血糖药物治疗；④降糖治疗应该是在安全、有效的前提下进行。

问题十一、糖尿病患者是否可以妊娠？

糖尿病患者可以有计划地妊娠，妊娠前要做好评价，要确定糖尿病控制良好，没有严重的慢性并发症等。

糖尿病患者计划妊娠需要注意以下几点：①评价血糖控制情况，空腹血糖和餐后血糖尽可能接近正常，建议糖化血红蛋白水平<6.5%时妊娠；②血压、心电图、眼底、肝肾功能等指标正常。

糖尿病患者妊娠后需要注意以下几点：①遵循妊娠期间的饮食原则，鼓励妊娠前运动；②对血糖、血压、体重进行监测和管理。

糖尿病患者妊娠后对胎儿影响包括易发生巨大胎儿、胎儿生长受限、流产、早产、胎儿畸形等。

问题十二、糖尿病的并发症有哪些?

糖尿病的急性并发症主要包括糖尿病乳酸酸中毒、糖尿病酮症酸中毒、糖尿病高渗综合征、低血糖昏迷。

糖尿病的慢性并发症主要包括心脑血管疾病、糖尿病肾病、糖尿病视网膜病变、糖尿病神经病变、糖尿病下肢血管病变、糖尿病足。

为了预防糖尿病并发症,需要做到:①在糖尿病的高危人群中早发现,早诊断糖尿病;②已经确诊的糖尿病患者要积极治疗,使血糖、血压、血脂、体重等相关代谢指标全面达标。

问题十三、糖尿病可以预防吗? 如何预防?

糖尿病可以预防。应开展糖尿病健康教育,提高人群对糖尿病防治的知晓度和参与度,倡导合理膳食、控制体重、适量运动、限盐、控烟限酒、心理平衡的健康生活方式。

问题十四、哪些人群需要进行糖尿病早期筛查?

①年龄≥40岁;②糖尿病前期患者;③超重或肥胖患者和(或)向心性肥胖(腰围:男性≥90cm,女性≥85cm);④日常生活以静坐为主;⑤一级亲属中有2型糖尿病家族史;⑥有妊娠糖尿病的妇女;⑦高血压或正在接受降压治疗的患者;⑧血脂异常或正在接受调脂治疗的患者;⑨动脉粥样硬化性心脑血管疾病患者;⑩有一过性类

固醇糖尿病病史者；⑪多囊卵巢综合征患者或伴有与胰岛素抵抗相关的临床症状；⑫长期接受抗精神病药物和（或）抗抑郁治疗及他汀类药物治疗的患者。

问题十五、糖尿病高危人群应筛查哪些指标？

应每年化验1～2次血糖、餐后2小时血糖及糖化血红蛋白等，以便及时了解糖代谢状况，早期发现糖尿病。

问题十六、糖尿病的饮食治疗是什么？

（1）糖尿病的饮食治疗原则：合理控制总热量；平衡膳食，各种营养物质摄入平衡；定时定量进餐，要称重饮食。

（2）糖尿病患者如何科学吃水果？①血糖控制相对平稳、波动不大时可以加水果；②要控制总热量，尽量选择含糖量低、升糖指数低、血糖生成负荷低的水果；③水果可以换着吃；④定时定量，最好两餐之间食用水果。

（3）饮酒后易造成血糖明显波动，发生低血糖风险较大，故糖尿病患者最好不饮酒。

问题十七、糖尿病的运动治疗是什么？

（1）糖尿病患者如何运动更好？①运动频率：每周4次以上，每次30～60分钟，运动时间相对固定；②运动强度：以轻、中度有氧运动为宜，以运动后感觉舒服、身体发热，微微出汗为宜；③运动后心率：次数以不超过170-年龄为宜。

（2）不适合运动治疗的人群：血糖控制不佳，血糖很高或血糖波动明显的糖尿病患者，合并急性并发症和严重慢性并发症的患者不适合运动治疗。

（3）糖尿病患者运动中需要注意的事项：运动时间及运动量相对固定；运动过程中注意心率、血压波动；运动前后注意血糖波动，预防低血糖发生；运动可能会导致心肌缺血加重、微血管并发症加重、运动器官病变加重等，故运动治疗方案要根据个人具体情况而定。

问题十八、糖尿病的药物治疗是什么？

（1）降血糖药物种类：共三大类。①口服药物：包括磺脲类、双胍类、α-葡糖苷酶抑制剂、噻唑烷二酮类、格列奈类、DPP-4酶抑制剂、SGLT2抑制剂；②胰岛素；③胰高血糖素样肽-1受体激动剂。

（2）胰岛素注射方法：皮下注射。

（3）胰岛素的注射部位：①腹部。以患者的一个拳头盖住肚脐（此处不宜注射胰岛素），在脐两侧约一个手掌宽的距离内注射。②大腿。选择前面或外侧面。③上臂。选择上臂外侧1/4的部位。④臀部。选择臀部外上方处。

（4）胰岛素的使用注意事项：注射针头的使用问题，注射笔患者个人专用，注射针头一次一换。

（5）胰岛素的保存：一次不要买太多，已开封的胰岛素室温保存即可，不需每次注射完都置入冰箱；冷藏的胰岛素需在室温下回温0.5～1小时后方可使用，不可日晒。注射胰岛素需要配合饮食运动控制，并行血糖自我监测。

（6）糖尿病患者是否都必须使用降血糖药物？不一定，如可以通过饮食、运动控制达标，则可不使用降血糖药物。

（7）使用降血糖药物后还需要控制饮食吗？饮食治疗

是糖尿病管理的基础，需贯穿糖尿病的整个病程。

问题十九、糖尿病治疗日常需关注的问题有哪些？

（1）糖尿病可以根治吗？糖尿病的病因和发病机制尚未完全阐明，目前糖尿病治疗以控制血糖、积极预防或治疗并发症为主。

（2）糖尿病致命吗？糖尿病的急性并发症病死率较高，如不及时治疗可致命；糖尿病的慢性并发症和合并症会使生活质量下降、寿命缩短。

（3）糖尿病患者家属应如何配合治疗？家属应学习糖尿病的相关知识，督促患者科学合理安排糖尿病饮食、运动，正确进行血糖的自我检测，遵嘱服药，定期复诊。

（4）院外自我血糖如何监测？规律监测，监测时关注三餐前血糖、三餐后2小时血糖、血糖变异度、糖化血红蛋白水平。

（5）糖尿病治疗单纯降糖就可以吗？糖尿病治疗中除了关注降糖外，还需注意血脂、血压、尿酸、体重等指标是否达标。

（6）糖尿病患者什么时候需要住院治疗？①第一次接受胰岛素治疗的。②两急一慢：两急即急性并发症如糖尿病酮症酸中毒，急性应激如糖尿病合并有感染、外伤。一慢即出现严重的糖尿病慢性并发症，如合并有比较严重的心脑血管病变、糖尿病肾病等。③血糖高低不稳：血糖长期居高不下，或反复低血糖，或血糖忽高忽低波动很大的患者。

问题二十、什么是低血糖症？

低血糖症是一组由多种病因引起的血浆或血清葡萄糖

水平降低，并足以引起相应症状和体征的临床综合征。当血浆葡萄糖浓度升高后，症状和体征也随之消退。

低血糖症典型的症状：①自主神经低血糖症，震颤、心悸、焦虑、出汗、饥饿、感觉异常；②大脑神经元低血糖症，认知损害、行为改变、精神运动异常以及血糖浓度更低时出现的癫痫和昏迷。

为了避免低血糖症的发生，应保持良好的生活习惯；提高患者及其家属的相关知识水平；选择合适的降糖方案；定期监测血糖。

二、甲状腺疾病

甲状腺是分泌激素并控制人体代谢平衡的内分泌腺体。甲状腺疾病类型多样，常见的甲状腺疾病类型主要包括甲状腺功能亢进、甲状腺功能减退、甲状腺结节及甲状腺肿大等病症。甲状腺疾病属于一种临床常见的内分泌系统疾病，可导致患者体内的激素分泌受到影响，引起各种不良症状。

问题一、甲状腺是什么？

甲状腺是人体内最大的内分泌腺，位于颈前，甲状软骨下方，分左右两叶，呈蝴蝶形，随吞咽上下移动。甲状腺可以摄取碘，合成甲状腺激素。其生理作用包括：①促进生长发育；②促进物质及能量代谢；③对神经系统、心血管系统、消化系统、造血系统均有影响。

问题二、什么是甲状腺功能亢进症？

甲状腺功能亢进症（甲亢）是指由各种原因导致的甲状腺产生过多的甲状腺激素，从而引起的以神经、循环、消化等系统兴奋性增高和代谢亢进为主要表现的一组临床综合征。其临床表现主要有怕热、多汗、皮肤潮湿、低热、体重下降等；心血管系统可表现为心慌、心动过速，老年人容易出现心房颤动；消化系统可以表现为食欲亢进、多食、大便次数增多等；精神上容易激动、失眠、手抖等；有的患者还可以表现为甲状腺大、有突眼。

问题三、甲状腺功能亢进症有什么治疗方法？

（1）药物治疗：常用的药物是甲巯咪唑和丙基硫氧嘧啶，这两种药物主要是抑制甲状腺激素合成。

（2）核素治疗：通过β射线破坏甲状腺，减少甲状腺激素的分泌。

（3）手术治疗，切除大部分甲状腺，减少甲状腺激素分泌。

问题四、什么是甲状腺功能减退症？

甲状腺功能减退症（甲减）是由于甲状腺激素合成和分泌减少或组织利用不足导致的全身代谢减低综合征，分为原发性甲减、中枢性甲减及甲状腺激素抵抗综合征。临床表现一般取决于患者患病时的年龄和病情的严重程度，成年型甲减主要影响代谢及脏器功能，及时诊治多数可以逆转，甲减发生在胎儿和婴幼儿时期，大脑和骨骼的生长发育受阻碍，可导致身材矮小，智力低下，这些都属于不可逆的。成人甲减可以出现少汗、怕冷、动作缓慢、精神萎靡、疲乏嗜睡、记忆力减退等。呆小症可以表现为患儿的体格智力发育迟缓，表情的呆滞，幼年型甲减的主要表现介于成人和呆小症之间。

甲状腺功能减退症患者可服用左甲状腺素钠片进行补充及替代治疗，剂量取决于患者的病情、年龄、体重和个体差异。治疗注意事项有：①甲减患者需要长期服药；②药物的剂量与季节有关，需定期监测甲状腺功能；③老年人和缺血性心脏病患者起始剂量宜小，调整剂量宜慢，防止诱发和加重心脏病。

问题五、左甲状腺素钠片应什么时候服用？

推荐的服药时间为早餐前半小时；而早餐前1小时更有利于保证服药期间空腹状态，能够最大限度避免胃酸及其他食物的影响，理论上应为佳；对于长期晚睡晚起，无法调整生活习惯的患者，睡前服药也不失为一种选择。

问题六、什么是甲状腺结节？

甲状腺结节是甲状腺内出现的一个或多个结构异常的团块。甲状腺结节的病因尚不确定，与生活方式、遗传因素、环境因素、自身免疫、碘摄入、接触放射线有一定关系。

问题七、甲状腺结节会出现哪些临床症状？

大多数甲状腺结节无任何临床症状，常在检查中意外发现，但甲状腺结节生长过大或过快，会出现压迫症状。如气管受压时会出现咳嗽、气促，气管被侵犯时可有咯血；食管受压时会有吞咽困难或疼痛；喉返神经受侵犯时会有声音嘶哑。一部分甲状腺结节还可以伴有甲状腺功能的改变，比如伴有甲减或甲亢时，就可出现甲减或甲亢的相应症状。发现甲状腺结节后应该去找内分泌专科医师诊治，判断结节的性质，结节性质不同治疗方案不同。

问题八、甲状腺结节就是甲状腺癌吗？

不一定都是。甲状腺癌在甲状腺结节中的发现率是 5% ～ 10%。

问题九、妊娠期临床甲状腺功能减退症是什么？

妊娠期临床甲状腺功能减退症是指在妊娠期出现的甲状腺功能减退症，判断的标准主要参考 TSH 和 FT$_4$ 水平。妊娠期甲减如果不能得到及时纠正，会增加妊娠不良结局的风险，包括早产、流产、低出生体重儿、妊娠高血压、死胎等；还可能会损害胎儿的神经智力发育，影响下一代的智商。

问题十、妊娠期甲减服用左甲状腺素钠片会不会对胎儿造成影响？

甲状腺激素本身就是人体必需的代谢调节激素，所以在妊娠期可以正常服用，但一定要注意剂量合适，剂量多了就导致甲亢，剂量少了就导致甲减，都会对孕妇及胎儿造成有害影响。

三、肾病

肾病主要包括不同类型的肾炎、肾衰竭、肾结石、肾囊肿等。相关流行病学资料显示，我国人群中慢性肾脏病的发病率为11%～13%。肾繁杂的生理功能及其特有的组织结构特点使它在多种情况下易罹患损伤。引起慢性肾脏病的疾病包括各种原发的、继发的肾小球肾炎、肾小管损伤和肾血管的病变等，早期发现和早期干预可以显著降低并发症，明显提高生存率。

问题一、如何早期发现肾病？

肾病主要通过体检发现。肾是个"哑巴"器官，肾病可以说是无形"杀手"，大多数患者早期无任何不适，所以此时不容易被发现，主要通过体检发现尿常规或肾功能异常。如尿隐血阳性、尿蛋白阳性、血肌酐升高等。少数患者会因水肿（包括眼睑、颜面部、双下肢）、尿液颜色及尿量变化、尿中泡沫增多就诊而被发现。肾病的危险人群包括有肾脏疾病家族史、糖尿病、高血压、心血管疾病、肥胖、老龄（60岁以上）及自身免疫性疾病患者。

肾病早期表现主要包括以下几种。

（1）水肿：常出现晨起时眼睑或颜面水肿，午后多消退，或出现双下肢水肿，严重者出现全身水肿，甚至胸腔积液、腹水，劳累时加重，休息后减轻，水肿位置随着体位变化而变化。

（2）尿性质发生改变：①颜色改变。尿呈浓茶色、洗肉水样、酱油色。②泡沫多，以较小的泡沫为主，并且相互连在一起，久久不能散去。③量过多或过少。正常人的尿量平均为每天1500ml，每天4～8次。如果没有发热、大量出汗、大量饮水等，尿量突然骤升骤减时，就要警惕肾病。④夜尿多。如果夜尿量增加，很可能是肾病的早期表现。

（3）高血压：部分患者会出现头痛、头晕、眼花、耳鸣的等症状，但有些患者已长期耐受高血压，故没有不适。

（4）疲乏无力：肾功能异常，代谢废物无法正常从体内排出，患者会感到疲乏无力，常伴随胃口不好，恶心、呕吐等。

（5）腰痛肾绞痛：多数患者仅感到腰部隐痛或仅感腰酸；部分患者感剧烈腰痛伴发热。

（6）贫血：一般来说，肾小球滤过率＜60ml/min后就会出现肾性贫血，表现为面色萎黄、眼结膜苍白、唇甲苍白无光泽、全身无力等。而且贫血的严重程度常与肾功能减退的程度一致。

（7）其他：皮肤瘙痒、干燥、肌肉抽筋等。

常用的肾病检查包括尿液检查（尿常规、尿红细胞位相、尿蛋白定量等）、血液检查（肾功能）、影像学检查（双肾彩超或泌尿系彩超）等多种形式。专业的检查包括肾功能显像、基因检测、肾活检肾组织光镜、电镜及免疫荧光检查等。

问题二、肾病患者为何会出现贫血和血压升高？

（1）贫血：肾脏有个非常重要但容易被忽视的功能就是内分泌功能，肾脏受损，其分泌的促红细胞生成素减少，红细胞生成障碍，就会出现贫血，称肾性贫血。

（2）血压升高：①水钠潴留。肾脏重要的生理功能是排泄体内代谢产物，维持水、电解质和酸碱平衡，肾功能受损，上述物质滞留体内，血容量增加，引起容量依赖性高血压。②肾素分泌增多。肾实质缺血刺激肾素分泌增多，小动脉收缩，外周阻力增加，引起肾素依赖性高血压。③肾功能受损后肾内降压物质分泌减少。

问题三、血肌酐是什么指标？

临床普遍使用血肌酐值来衡量肾功能，容易受年龄、性别、体内肌肉含量等多种因素的影响。将个体的年龄、体重和血肌酐值导入特定公式，计算得出的估计肾小球滤过率、内生肌酐清除率，比传统的血肌酐更能早期反映肾损害程度。

问题四、尿中有泡沫就一定是蛋白尿吗？

当尿液中出现一些有机物质或者无机物质时，包括蛋白质、黏液、细菌等，就会导致尿液的张力增高，从而出现泡沫，因此尿液中出现泡沫可能是蛋白尿。蛋白尿以较小的泡沫为主，并且相互连在一起，久久不能散去，这时一定要尽快去肾内科就诊，以便得到及时治疗。但也有可能并不是蛋白尿（比如长期憋尿、血糖升高等），一定要正确区分。

问题五、血尿是什么？

血尿是指尿中红细胞增加，分为镜下血尿和肉眼血尿。镜下血尿是指离心后尿沉渣镜检每高倍镜下超过3个红细胞，肉眼血尿是指1L尿中出现了1ml以上的血液。

尿液颜色发红不一定是血尿，但一些药物因素，如利福平、四环素类、呋喃妥因等药物或一些食物因素，比如红心火龙果、甜菜等同样会使尿色发红。

血尿的原因包括：①肾实质疾病，如肾小球肾炎等；②泌尿系统的感染，如急性膀胱炎，泌尿系统结核；③泌尿系统结石，如肾结石，输尿管结石，膀胱结石等；④泌尿系统的外伤，一般会有明确的外伤史，患者一般会有新鲜的肉眼血尿；⑤泌尿系统的恶性肿瘤，如肾肿瘤、膀胱肿瘤、输尿管肿瘤；⑥药物因素，如环磷酰胺、抗血小板药物等；⑦全身因素，如血液系统疾病等。

问题六、出现尿色发红需要做哪些检查？

（1）尿色发红未必是血尿，需要做尿沉渣离心镜检可以明确。

（2）根据（1）的检验结果，明确是否需进一步做相差显微镜检查，观察红细胞形态，以明确红细胞是来自肾脏，还是来自肾外。来自肾脏的红细胞，因其通过肾小球滤过膜时被挤压变形，红细胞呈畸形；而来自肾外的红细胞，形态和血液中的红细胞相似，均匀一致。

（3）根据（2）的检验结果，明确是否需进一步行血液检查，影像学检查（双肾彩超、泌尿系彩超，甚至泌尿系CT），甚至更专业的检查。

问题七、肾病为何症状是隐匿的？

因为人体一个肾由约100万个肾单位组成，拥有强大的代偿能力，两个肾加起来，就算50%的肾单位毁坏了，剩下的50%也足够担负起肾全部的生理功能。所以，肾炎时若未累及绝大多数的肾小球，是不会出现症状的。而且尿中排出的蛋白不多，未引起低蛋白血症，也不出现水肿。肾病的一些表现症状（如腰酸、疲乏无力）没有特异性，容易被人们忽略。

问题八、有水肿就一定是肾病吗？

有水肿不一定是肾病，但是水肿是肾病的常见临床表现之一。水肿的原因很多，最常见的疾病包括心脏病、肝病、肾病和一些内分泌疾病。对应这些疾病，分别称为心源性水肿、肝源性水肿、肾源性水肿、内分泌性水肿等。通常重度营养不良、长期服用甘草片、避孕药、下肢静脉回流异常也会引起水肿。

问题九、肾病水肿的特点有哪些？

肾是人体水代谢的主要器官，一旦发生病变就会出现钠排泄障碍，体内水钠潴留可导致水肿。

水肿主要发生在组织疏松的部位如眼睑、颜面部等，早晨起床时较为明显，常见于肾小球肾炎，所以称为肾炎性水肿。

下肢水肿：严重肾病导致大量蛋白尿，血浆蛋白大量丢失引起血浆蛋白过低，血浆胶体渗透压降低，液体就会从血管内漏出到组织间隙。水肿往往发生在位置低的部位比如双下肢，往往伴有胸腔积液、腹水等，常见于肾病综合征，所以称为肾病性水肿。

问题十、什么是尿路刺激征？

尿路刺激征是指泌尿道发生相关的病变而出现的一系列症状，临床上通常是指尿频、尿急、尿痛、下腹部疼痛等。常见于泌尿系统感染、结石或者肿瘤，也可见于泌尿系的外伤。出现尿路刺激征应及时去正规医院就诊，进行尿常规、尿培养和泌尿系统B超检查来明确原因。以便对因处理，避免病情加重而造成更大危害。

问题十一、抽血化验前需要做哪些准备？

大多数肾病患者都需要定期复查，因为进食后对有些检测结果会造成影响，比如血糖、血脂、转氨酶、尿素氮、血肌酐、血尿酸等，静脉采血一般要求空腹。而很多患者在检查前都对"空腹"非常认真，有的甚至早上不吃药，晚上不吃饭，这些做法都是错误的。

空腹静脉采血前的患者准备是禁食8～12小时，在此时间段不摄入含有糖类、脂质、蛋白质、无机盐的食物及液体。检查前的空腹不但指检查当天不吃早餐，也包括抽血前一天需要保持清淡饮食，不要吃大鱼大肉及饮酒，检查前少运动，保持心情愉悦。抽血应在早晨完成，到中午因为受活动及体内生理性内分泌激素的影响，可能会造成血糖、血脂等化验结果不准确。一般情况下，抽血前建议不喝水或少喝水，但口渴比较厉害时是可以喝水的，不包括饮料、酒水、茶水、咖啡等。每天必须要服用的药物，不能随意中断。抽血当天早上和前一天晚上都可以少量喝水，每次可以喝几口水，只要不是大量喝水（＜200ml）一般不会影响检测结果。抽血后需要用手指在皮肤针眼上方约0.5cm按压3～5分钟防止瘀斑，按压方向应与血管方向一致，不要揉搓，有凝血功能异常或口服抗血小板及抗凝血药物可相应延长按压时间。

问题十二、如何规范留尿？

肾内科常用的尿液检查主要包括尿常规＋沉渣镜检、

尿红细胞相位、肾脏早期损伤指标（尿微量白蛋白、NAG酶）、尿培养、24小时尿液检查（尿蛋白定量、尿离子定量、尿酸定量）、尿渗透压、尿蛋白电泳、尿免疫固定电泳。

留尿需避开月经期，也就是说要在月经结束3天以后，以避免污染标本。尿液检查最好用晨尿，即清晨第一次尿，也可以用随机尿。尿培养必须为晨尿，且需要停用抗生素5天后留尿，留尿后最好在30分钟内进行尿培养。尿渗透压检查则需弃去清晨第一次尿，留取清晨第二次尿。所有尿液留取均需要留取中段尿液，以防止尿道口病菌的污染，并且需要尽快送检新鲜尿液。具体的准备为憋留晨尿4～6小时，留尿当日清晨最好用温水清洗外阴、包皮，有条件可用0.1%苯扎溴铵消毒液或0.1%碘伏消毒液消毒，弃去前段尿，留取10ml中段尿液于尿管内。

尿24小时蛋白定量，是对患者24小时尿液进行的定量检测，一般是在第一天晨起7时左右开始收集尿液，将第一次的晨尿弃去，之后产生的尿液全部收集在干净的容器中，到第二天7时左右再排一次晨尿，收集起来。用量杯对全部尿量进行测量并且记录，然后混匀尿液，留取一小尿管送检。

问题十三、如何解读尿常规？

尿常规是三大常规检查之一。一般尿常规检验包括尿液的颜色、透明度、比重、尿pH、尿隐血、蛋白质、白细胞、亚硝酸盐、葡萄糖、尿酮体、尿胆原、尿血红素等项目。

（1）尿隐血：尿隐血试验阳性可见于泌尿系结石、泌尿系统感染、肾小球肾炎等情况。服用某些药物或食品，如利福平、氨基比林，动物内脏、甜菜、胡萝卜等也可能出现尿隐血阳性。

（2）尿蛋白：尿蛋白阳性可见于剧烈运动、发热引起的一过性功能性蛋白尿、长期站立造成的体位性蛋白尿及各种原发性肾小球疾病、继发性肾小球疾病、肾间质疾病等病理性蛋白尿。

（3）尿比重：正常随意尿的尿比重范围为 1.005 ～ 1.030。24 小时尿比重在 1.015 左右。尿比重可以反映肾脏的浓缩功能。

（4）管型尿：出现颗粒管型、细胞管型、蜡样管型提示肾脏实质性病变。

（5）尿酮体：尿酮体阳性，见于糖尿病酸中毒、某些发热性疾患及饥饿、大量摄入脂肪、剧烈呕吐、腹泻等情况。尿白细胞、亚硝酸盐阳性提示存在尿路感染的可能性。

问题十四、什么是胡桃夹现象？

胡桃夹现象又被称为左肾静脉压迫综合征，多见于瘦高的青少年，成年后大多数会逐渐好转，预后良好。胡桃夹现象产生的原因是左肾静脉被腹主动脉和肠系膜上动脉形成的夹角所压迫，从而引起非肾小球源性血尿，血尿和体位相关，一般出现在身体直立时，平卧位时血尿消失，借助超声可明确诊断。

问题十五、肾病综合征治疗的原则是什么？

肾病综合征治疗的目的主要是减缓肾功能恶化的进

展，防治并发症，同时减轻水肿症状。治疗原则主要包括4个方面。

（1）一般治疗：应注意休息，避免劳累，预防感染，病情稳定者可适量活动以防止静脉血栓的形成。蛋白摄入建议0.8～1.0g/kg，以优质蛋白为主，每日热量不少于30～35kcal/kg。水肿严重应限制水钠摄入。肾病综合征患者虽然在尿中丢失大量蛋白质，但并不主张高蛋白饮食补充丢失的蛋白，这样只会适得其反，因为增加了肾小球的高滤过会加速肾小球的硬化。

（2）对症治疗：利尿消肿，但是利尿不易过快过猛。

（3）免疫抑制治疗：治疗肾病综合征的主要药物是糖皮质激素及免疫抑制剂。激素使用原则为起始足量，缓慢减药，长期维持。

（4）并发症的防治：针对感染、急性肾损伤、血栓及栓塞并发症给予抗感染、利尿、抗凝等治疗。

问题十六、肾病会遗传吗？

遗传性肾病包括常染色体显性遗传性多囊肾病、遗传性肾炎、薄基底膜肾病、Fabry病、指甲–髌骨综合征、先天性肾病综合征、遗传性肾小管疾病等。

常染色体显性遗传性多囊肾病是最常见的遗传性肾病，主要表现为背部或肋腹部疼痛、血尿、蛋白尿、高血压，囊肿可累及肝脏、胰腺等。

遗传性肾炎，即Alport综合征，又称为眼–耳–肾综合征，大部分为X连锁显性遗传。主要表现为血尿、蛋白尿、肾功能减退、听力进行性下降和眼部病变。

问题十七、哪些人容易患尿路感染?

易患人群包括育龄已婚女性、老年人、糖尿病患者、长期使用激素或免疫抑制剂、长期卧床等免疫力低下者。尿路梗阻,如结石、尿道狭窄、前列腺增生等,尿路畸形和结构异常,留置尿管或膀胱镜检查,尿道内或者是尿道口周围有炎性病灶。此外,妊娠、服用避孕药及男性包皮过长等因素也可增加尿路感染概率。出现尿频、尿急、尿痛、发热、腰痛等症状应怀疑尿路感染的可能,应多饮水、勤排尿,保持会阴部清洁,及时到医院就诊。

问题十八、我国最常见的终末期肾病病因有哪些?

在我国,目前导致终末期肾病的主要病因是慢性肾小球肾炎。慢性肾小球肾炎包括多种类型,我国最常见的是IgA肾病,但是近年来膜性肾病的占比逐渐增加。另外,随着生活条件的改善,糖尿病、肥胖、高血压、高尿酸等引起的肾脏病也越来越多。随着糖尿病的患病率逐渐增长,自2011年起,在我国的住院患者中,糖尿病肾病所占比例数量超越了肾小球肾炎,且差距逐渐增大。如不加以干预,也许在将来,我国的慢性肾脏病疾病谱也会像发达国家一样,糖尿病成为尿毒症的最大病因。

问题十九、慢性肾衰竭的高危因素有哪些?

凡能引起肾实质进行性破坏的疾病,均可引起慢性肾衰竭,主要包括原发性肾小球肾炎、糖尿病肾病、高血压肾小动脉硬化、慢性肾盂肾炎、多囊肾、继发性肾小球肾炎、肾小管间质病变、肾血管疾病、遗传性肾脏病等。

慢性肾脏病进展的高危因素主要有高血压、高血糖、尿蛋白、高尿酸血症等。贫血、微炎症、高龄、肥胖、营养不良、低蛋白血症、高同型半胱氨酸血症、高脂血症、吸烟等因素也会加重慢性肾脏病的发展。

在某些因素的作用下，肾功能可能会迅速恶化，甚至会威胁患者的生命。对患者来说，应尽量避免这些因素的发生，这些因素一旦出现应及时就医和处理，使肾功能有一定的逆转。这些因素主要有：①原发病复发或加重；②有效循环血容量不足，如低血压、过度使用利尿药、休克等；③肾脏局部血供急剧减少；④严重的高血压或低血压；⑤不正当使用消炎镇痛药、造影剂、氨基糖苷类抗生素、含有马兜铃酸的中药等肾毒性药物，肾功能严重减退或肾动脉狭窄时口服ACEI或ARB类药物；⑥结石、炎症、肿瘤等原因造成尿路梗阻；⑦感染因素；⑧严重的心力衰竭、心律失常；⑨急性应激创伤（严重创伤、大手术）。

问题二十、慢性肾脏病分期标准是什么？

根据国际公认的改善全球肾脏病预后组织指南，根据肾小球滤过率（GFR），临床上将慢性肾脏病分为5期。

Ⅰ期：肾损伤指标（＋），GFR正常，GFR＞90ml/（min·1.73m^2）。

Ⅱ期：肾损伤指标（＋），GFR轻度降低，在60～89ml/（min·1.73m^2）。

Ⅲ期：GFR中度降低，在30～59ml/（min·1.73m^2），慢性肾脏病自三期开始即为慢性肾衰竭。

Ⅳ期：GFR重度降低，在15～29ml/（min·1.73m^2）。

Ⅴ期：特征为终末期肾病，又称为"尿毒症"，GFR
＜15ml/（min·1.73m²）或透析患者。

问题二十一、糖尿病肾病如何分期？

糖尿病肾病Ⅰ期即肾小球高滤过和肾脏肥大期。此期间不会发生组织学损伤，这种初期改变与高血糖水平一致，血糖控制后可以得到部分缓解。

糖尿病肾病Ⅱ期即正常白蛋白尿期。此期间，肾小球滤过率比正常水平高。在肾脏病理方面表现为肾小球基底膜（GBM）增厚，系膜区基质增多，通常在运动后尿白蛋白排出率（UAE）升高（＞20μg/min），休息后恢复正常。通过积极控制血糖，可以长期稳定处于该期。

糖尿病肾病Ⅲ期即可出现持续微量白蛋白尿，肾小球滤过率也开始下降到正常。肾脏病理出现肾小球结节样病变和小动脉玻璃样变。UAE持续升高至20～200μg/min从而出现微量白蛋白尿。本期的治疗主要是使用ACEI或ARB类药物，通过减少尿白蛋白排出，延缓肾病进展。

糖尿病肾病Ⅳ期也就是临床糖尿病肾病期。病理上出现典型的K-W结节。持续性大量白蛋白尿（UAE＞200μg/min）或蛋白尿＞500mg/d，约30%的患者可出现肾病综合征，GFR持续下降。

糖尿病肾病Ⅴ期即终末期肾衰竭。在此期间，肾脏损伤到达终末期。尿蛋白量因肾小球硬化而减少，尿毒症症状明显，需要血液净化治疗。

问题二十二、肾病患者做肾穿刺的意义是什么？

了解肾脏病组织形态学有助于临床医师判断病情、治疗疾病和估计预后。肾脏病理检查是肾脏病诊断的金指标。为了进一步了解肾脏病组织形态学的改变，医师往往会建议一些肾病患者进行肾穿刺检查。

肾穿刺的意义在于可以明确诊断、指导治疗、评估预后。

问题二十三、哪些患者不适合肾穿刺？

出现以下情况，不可以做肾穿刺：明显出血倾向；重度高血压；精神病或不配合操作者；孤立肾；肾脏缩小。

遇到以下情况需慎重：活动性肾盂肾炎；肾结核；肾盂积水或积脓；肾脓肿或肾周围脓肿；肾肿瘤或肾动脉瘤；多囊肾或肾脏大囊肿；肾脏位置过高（深吸气肾下极也不达第12肋下）或游走肾；慢性肾衰竭；过度肥胖；重度腹水；心力衰竭、严重贫血、低血容量、妊娠或年迈者。

问题二十四、治疗肾病的常用药物有哪些？

（1）免疫抑制剂：糖皮质激素、环磷酰胺、环孢素、他克莫司、吗替麦考酚酯、来氟米特等。

（2）降脂药物：他汀类（阿托伐他汀钙片）、贝特类（菲诺贝特）。

（3）降压药物：ACEI类与ARB类（贝那普利、厄贝沙坦等）、CCB类（氨氯地平、硝苯地平）。利尿药：呋塞米、托拉塞米、氢氯噻嗪、螺内酯，β受体阻滞药（琥珀酸美托洛尔缓释片），α、β受体阻滞药（卡维地洛）。

问题二十五、透析患者常见的血管通路类型有哪些？

（1）中心静脉导管：中心静脉导管是非永久性血管通

路，往往用于紧急透析却无动静脉内瘘的患者。中心静脉导管留置一般选择颈内静脉及股静脉。优点：快速放置并可以立即用于透析，用后能够快速移除，并可以减少肾患者穿刺痛苦。缺点：可能会造成中央静脉损伤；动作幅度过大、过猛，容易牵拉造成导管松动或拔出；为避免伤口感染与导管凝固，需加强护理。

（2）自体动静脉内瘘：通过手术将人体自身动脉与静脉进行连接，通常建立在非支配性手臂上，动静脉内瘘可增加流经静脉的血流速度，扩大并加强静脉，使静脉动脉化。动静脉瘘管是所有类型血液透析通路的首选，一旦动静脉内瘘成熟，可长期使用。为确保动静脉内瘘可以长期使用，还需加强对内瘘的管理与保护。优点：保护很好，护理得当，可以使用很多年；不容易凝结；相比中心静脉导管，不容易被感染。缺点：内瘘手术完成后，不能立即使用，这时就需要通过中心静脉导管透析；透析时，需要反复穿刺，附近皮肤容易受到损伤。

问题二十六、什么是腹膜透析？

腹膜透析（PD）是利用腹膜作为半渗透膜的特性，通过重力作用将配制好的透析液规律、定时经导管灌入患者的腹膜腔，由于在腹膜两侧存在溶质的浓度梯度差，高浓度一侧的溶质向低浓度一侧移动（弥散作用），水分则从低渗一侧向高渗一侧移动（渗透作用），通过腹腔透析液不断地更换，以达到清除体内代谢产物、毒性物质及纠正水、电解质平衡紊乱的目的。

问题二十七、什么是血液透析？

血液透析是急、慢性肾衰竭患者肾脏替代治疗方式之一。通过血泵将体内血液引流至体外，经过一个由无数根空心纤维组成的透析器，血液通过滤过膜，经弥散、超滤、吸附和对流原理进行物质交换，清除体内的代谢废物、维持电解质和酸碱平衡；同时清除体内过多的水分，并将经过净化的血液回输的整个过程称为血液透析。

问题二十八、什么是结肠透析？

结肠透析是通过向人体结肠注入过滤水，进行清洁洗肠，清除体内毒素，充分扩大结肠黏膜与药物接触面积，然后注入专用药液，使药液在结肠内通过结肠黏膜吸附出体内各种毒素，并及时排出，最后灌入特殊中药制剂，并予保留。在结肠中利用结肠黏膜吸收药物有效成分，起到对肾脏治疗作用，并可降逆泄浊，降低血肌酐和尿素氮、尿酸等尿毒症毒素。

问题二十九、什么情况下需要肾脏替代治疗？

（1）急性肾功能不全：少尿或无尿2天以上；已出现尿毒症症状，比如呕吐、神志淡漠、烦躁或嗜睡；高分解代谢状态；出现体液潴留现象；血pH < 7.25，血碳酸氢根离子 < 15mmol/L，或二氧化碳结合率 < 13mmol/L；血尿素氮 > 17.8mmol/L，除外单纯肾外因素引起，或血肌酐 > 442μmol/L；对非少尿患者，出现体液过多、眼睑水肿、心脏奔马律或中心静脉压高于正常，血钾 > 5.5mmol/L，心电图已有高钾图形等任何一种情况者均应行透析治疗。

（2）慢性肾衰竭尿毒症期：慢性肾衰竭透析指征为全身水肿、心力衰竭不能缓解；血钾＞6.5mmol/L；血肌酐≥707.2μmol/L，或血尿素氮≥28.56mmol/L；代谢性酸中毒；出现贫血、心包炎、消化道出血等严重并发症。凡符合上述两项以上者，均可考虑进行透析，但亦应该综合考虑患者的原发病、临床状况、贫血程度、心功能状态及尿量的情况才能确定。

问题三十、什么是连续性肾脏替代治疗？

连续性肾脏替代治疗（CRRT）又称连续性血液净化，是一种新的血液净化方法。1995年第一届国际连续性肾脏替代治疗会议规定，采用每天连续24小时或接近24小时的一种连续性血液净化疗法，替代受损的肾功能的净化方式，即为连续性肾脏替代治疗。

连续性肾脏替代治疗（CRRT）包括连续性动静脉、静静脉血液滤过（CAVH、CVVH），连续性动静脉、静静脉血液透析（CAVDH、CVVDH），连续性动静脉、静静脉血液透析滤过（CAVHDF、CVVHDF）等模式。CRRT、机械通气、体外膜肺合称为危重患者的三大生命支持技术。

四、肺血管疾病

肺血管疾病指肺血管结构和（或）功能异常引起的局部或整体肺循环障碍。肺血管疾病分为获得性肺血管病和先天性肺血管病；大血管和小血管受累的肺血管病；肺动脉受累和肺静脉受累及肺毛细血管受累的肺血管病。肺血管疾病如肺栓塞、肺动脉高压、各类肺血管畸形，其中特别是肺栓塞和肺动脉高压，已成为严重威胁人类身心健康的公共卫生问题。肺血管疾病学的发展经历了约百年的历史，到21世纪肺血管疾病的诊断和治疗已经发生了翻天覆地的变化，近年来肺血管病领域发展迅速，随着对肺血管疾病认识的不断深入，有关其发病机制、分类、筛查和诊断技术及特异性药物治疗的研究取得了较大进展。

问题一、什么是肺栓塞？

急性肺栓塞是指静脉内的栓子随着静脉血流回流到右心系统，堵塞到肺动脉引起的一系列表现。阻塞肺动脉造成肺栓塞的原因不止是血栓栓塞，还有羊水栓塞、脂肪栓塞、空气栓塞、细菌栓塞、肿瘤栓塞等，医学上最常见的是肺血栓栓塞。急性肺栓塞是一种没有任何先兆却危及生命的疾病，病死率仅次于肿瘤和心肌梗死，85%的死亡患者是在起病2小时内发生猝死，所以做好肺栓塞的预防尤为重要。肺栓塞常见症状有气短、咳嗽、呼吸困难、咯血、胸痛等。患者多有面色、口唇苍白的表现。肺栓塞是一种较严重的呼吸内科疾病，如不及时治疗，可能造成以下危害。

（1）血流动力学改变：肺栓塞主要发生在肺动脉主干，使肺动脉压力增高，加重右心负荷，导致心肌缺血，引发心绞痛。

（2）气体交换障碍：肺动脉栓塞导致肺泡组织缺血，引起气体交换障碍，即通气血流比值失调，可出现严重的低氧血症。

（3）右心功能不全：临床表现为肝脾大、双下肢水肿等。

问题二、哪些人容易患肺栓塞？

（1）血液淤滞的患者：瘫痪、长期卧床、肢体固定不动等使血流滞缓，下肢肌肉泵血功能作用消失，诱发血栓形成。

（2）血液高凝状态：手术、外伤、心肌梗死、心房颤动等激活凝血机制导致血液高凝的患者。

（3）肥胖、妊娠、口服避孕药、高龄患者、糖尿病患者、血小板增多症等干扰凝血和溶血平衡，导致静脉血栓的发生。

问题三、肺栓塞的危险因素有哪些？

导致肺栓塞的危险因素，首先是机体的血栓性疾病，尤其是下肢静脉血栓形成，还有心律失常、心房颤动患者，心房上存在附壁血栓。这两种情况是形成肺栓塞的最大危险因素。此外，动脉硬化，肺动脉高压，高血压、糖尿病等基础疾病都是肺栓塞的高危因素。除此之外，长期吸烟也是导致肺栓塞的一大危险因素。

问题四、急性肺栓塞需要和哪些疾病进行鉴别？

（1）急性心肌梗死：急性肺栓塞可出现剧烈胸痛伴心电图酷似心肌梗死图形，需与急性心肌梗死相鉴别。

（2）肺炎：发热、胸痛、咳嗽、白细胞增多，X线胸片示浸润阴影等易与肺栓塞相混淆，是肺栓塞最易误诊的疾病之一。如能注意较明显的呼吸困难、颈静脉充盈、下肢静脉炎，X线胸片示反复浸润阴影和区域性肺血管纹理减少及血气异常等，应疑有肺栓塞，再进一步做CT和MRI等检查，多可鉴别。

（3）肺不张：术后肺不张可能与肺栓塞相混淆，动脉血气通常也不正常，需要时可做CT、MRI或肺动脉造影加以鉴别。

（4）原发性肺动脉高压：与肺栓塞相似症状有乏力、劳力性呼吸困难、胸痛、晕厥及咯血等，临床均可出现右心衰竭，血流动力学都有右心室压增加，而肺毛细血管楔压正常。其不同点是原发性肺动脉高压患者较年轻（20～40岁多于50岁以上者），女性较多，呈进行性恶化，无间断稳定期，肺灌注扫描无肺段性缺损，肺动脉收缩压多大于60 mmHg，肺动脉造影无"剪枝"样等改变与肺栓塞不同。

（5）高通气综合征（焦虑症）：多呈发作性呼吸困难、胸部憋闷、垂死感，动脉血气有低碳酸血症和呼吸性碱中毒，心电图可伴T波低平与倒置等，需与急性肺栓塞相区别。高通气综合征一般无器质性心肺疾病改变，常有精神、心理障碍，症状可自行缓解、消失。

问题五、轻度肺栓塞能自愈吗？

首先轻微肺栓塞没有一个确切的概念，只是堵塞的肺动脉血管比较小，坏死的肺组织较少，没有明显的症状，也很难察觉，如果做了肺动脉增强CT确定有小灶的肺动脉栓塞，一般采用抗凝治疗，如果没有形成新的肺动脉栓塞，则这种情况可以达到临床治愈，但是也要配合治疗，避免一些危险因素，比如长时间的蹲位，长时间的卧床。

问题六、什么是肺动脉高压？

肺动脉高压是一类由多种原因引起肺血管收缩或阻塞，肺循环阻力进行性增加，右心负荷增大，最终可导致右心衰竭或死亡的恶性肺血管疾病。肺动脉高压的发生是一个复杂的病理生理过程，具体发病机制目前尚不明确，目前普遍认为是由于肺动脉内层发生异常改变而引起的。

肺动脉高压早期症状有活动后气短、胸痛、头晕、乏力等；中期可能会出现活动后频繁咳嗽、咯血、眩晕或晕厥；口唇、指端发绀等；晚期可能会出现水肿，严重时可有腹水、胸腔积液、心包积液，出现肝大、黄疸等，右心功能差，平静时即有气喘，夜间不能平卧等。

问题七、肺动脉高压怎么分级？

肺动脉高压的分级情况如下。

（1）严重程度分级：根据人体在静息状态时肺动脉的平均压力，将肺动脉高压进行分级。26～35mmHg为轻度，36～45mmHg为中度，>45mmHg为重度。

（2）病理分级：根据肺活检组织及临床血流动力学进展对不同时期肺血管床生长及再塑的变化分为三期。①一期（A级）：周围小动脉有异常肌肉组织扩展进入，正常肌性血管有轻度血管壁增厚，血管壁厚小于正常的1.5倍。这种变化是慢性高血流量和高压力对血管壁牵伸刺激，使平滑肌新生及肥厚所致。②二期（B级）：肌肉组织进一步增长及肥厚，轻二期中层壁厚为正常的1.5～2倍，此时肺动脉压力已有升高。重二期中层壁厚为正常的2倍以上，肺动脉压力达体循环压的50%。血管壁因肌细胞肥厚、肌细胞增生和细胞外基质蛋白增加而增厚。③三期（C级）：除以上改变外，血管数量减少，血管变细，肺循环阻力增加。若血管较正常减少50%以上（严重三期），肺血管阻力将明显增加。这是因为新生血管不能正常发生，部分血管发生退变。

（3）功能分级［参照美国纽约心脏学会（NYHA）心功能分级标准及肺动脉收缩压］：①Ⅰ级［肺动脉收缩压（PASP）40～55mmHg］，体力活动不受限，日常活动不引起过度的呼吸困难、乏力、胸痛或晕厥。②Ⅱ级（肺动脉收缩压＞55mmHg），体力活动轻度受限，休息时无症状，日常活动即可引起呼吸困难、乏力、胸痛或晕厥。③Ⅲ级［肺动脉压力升高伴中度右心室功能障碍，混合静脉血氧饱和度（SvO_2）＜60%］，体力活动明显受限，休息时无症状，轻于日常活动即可引起上述症状。④Ⅳ级（肺动脉压力升高伴重度右心室功能障碍，SvO_2＜50%），不能从事任何体力活动，休息时亦有呼吸困难、乏力等症状及右心衰竭体征，任何体力活动后加重。

问题八、肺动脉高压的高危人群有哪些？

家族成员中有肺动脉高压患者的人群；慢性肺血栓栓塞患者；慢性肺部疾病患者（如慢性阻塞性肺疾病、间质性肺疾病、支气管肺发育不良等患者）；先天性心脏病、风湿性心脏病患者；结缔组织病患者（如系统性红斑狼疮、硬皮病、干燥综合征等患者）；有肝硬化、血吸虫病等出现门静脉高压的患者；艾滋病病毒感染者；有服用减肥药史的人群；长期接触有毒化学品的人群；其他疾病患者，如甲状腺疾病、血管炎、慢性溶血性贫血等患者。

问题九、肺动脉高压需要做哪些检查明确诊断？

肺动脉高压需要完善心电图、胸部X线片、心脏彩超、肺通气/灌注扫描、心肺运动试验、6分钟步行试验、右心漂浮导管等检查来明确诊断。右心漂浮导管是诊断肺动脉高压的金标准。

右心漂浮导管可用于危重患者的血流动力学监测，肺高血压患者的诊断评估，急性血管扩张试验或治疗效果的评价，先天性心脏病的诊断与鉴别诊断，急、慢性心力衰竭的血流动力学评价及右心与肺动脉造影等。禁忌证主要有三尖瓣或肺动脉瓣为机械瓣、右心肿瘤和（或）血栓、三尖瓣或肺动脉瓣心内膜炎、严重低氧血症、不能平卧、严重心律失常、凝血功能障碍及近期置入起搏导管。

问题十、肺动脉高压诊断的标准是什么？

海平面静息状态下，右心导管检测肺动脉平均压≥25mmHg，即肺动脉高压。

问题十一、急性肺血管扩张试验是什么？

通过此试验可筛选用钙离子拮抗剂类药物治疗可能有效的肺动脉高压患者。一般推荐特发性肺动脉高压、遗传性肺动脉高压和药物相关肺动脉高压患者首次右心导管检查时行急性肺血管扩张试验。

问题十二、肺动脉高压轻度症状有哪些？

轻度肺动脉高压一般情况下没有任何症状，只有在活动量比较大的时候，患者可能出现活动后胸闷、心悸、气喘等表现，可能导致活动耐力下降，例如以前爬五楼无症状，但是现在爬五楼胸闷气喘、疲乏无力等症状可能比较明显。

轻度肺动脉高压是肺动脉高压的其中一种类型，轻度肺动脉高压的病情比较轻微，虽然肺动脉高压的症状本身不具备特异性，而且轻度肺动脉高压可能不会导致患者出现症状，但是随着病情的发展，轻度肺动脉高压也有可能导致劳力性呼吸困难、身体乏力等情况的发生。

问题十三、轻度肺动脉高压怎么治疗？

轻度肺动脉高压的治疗分为药物治疗和手术治疗。临床治疗的药物有内皮素受体拮抗剂，包括波生坦、安立生坦片等。通过手术常能找到导致轻度肺动脉高压的原因，从而根据病因进行治疗。临床最常见的包括先天性心脏病导致的轻度肺动脉高压，可以通过手术根治先天性心脏病，从而处理肺动脉高压；慢性肺栓塞导致的肺动脉高压，要在内皮素受体拮抗剂等药物治疗的基础上进行抗凝治疗；风湿免疫疾病导致的轻度肺动脉高压，应在肺动脉高压治疗的基础上，应用免疫抑制剂、激素等药物治疗风湿免疫系统疾病。

问题十四、重度肺动脉高压可以治疗吗？

重度肺动脉高压可以治疗，要积极配合医师用降低肺动脉高压的药物进行治疗，还要改善肺动脉高压的症状。在此期间保持良好心态，情绪上不要有太大的波动，调节机体内环境，另外还要改善肺动脉内皮细胞状态。如果病情严重，可通过肺移植的方法来进行治疗，每个人的病情都不一样，治疗的方法也不同。

问题十五、治疗后肺动脉压力反而增加，是不是病情加重了？

肺动脉高压患者病情的严重程度不能单纯用肺动脉压力的高低来判断，心排血量和肺血管阻力变化才是判断患者病情轻重的合理指标。一般来说，心排血量上升，肺血管阻力下降表示疾病好转，而心排血量下降，肺血管阻力上升表示疾病恶化。

问题十六、普通降血压药物为什么不能用于治疗肺动脉高压？

肺动脉高压患者血压本身偏低，如果应用普通降血压药可使血压进一步下降，导致病情加重，甚至出现晕厥、死亡等严重后果。除少数急性肺血管扩张试验阳性的患者适合使用硝苯地平、地尔硫䓬等钙通道阻滞剂治疗外，绝大多数患者只能选择波生坦、安立生坦、西地那非、他达拉非、瑞莫杜林等靶向药物治疗，这些药物可选择性扩张肺动脉而对体循环没有明显影响。

问题十七、肺高血压病患者如何转变治疗方案？

有的患者因为各种原因不得不停药或改变治疗方案，突然停药可能会导致病情恶化，所以患者在准备停药或更改疗药物前，应至少提前1个月与医师联系，在医师指导下逐渐停药或改变治疗方案，确保安全。

问题十八、儿童肺动脉高压患者可选用哪种靶向药物治疗?

内皮素受体拮抗剂波生坦是单药治疗的首选靶向药物,也是联合用药的基础药物。

问题十九、肺动脉高压人群应如何做好自我管理?

(1)避免剧烈运动:不做重体力劳动,不进行爬山、游泳、打篮球等剧烈的体育运动,建议平地散步等较轻松的活动。避免在餐后、气温过高和过低的环境中运动。

(2)预防感染:预防感冒等呼吸道感染带来的危险因素,外出时应注意保暖,少去人群密集的地方,避免感冒。

(3)避免去高海拔(海平面1500m)地区:缺氧会使肺血管收缩,加重肺动脉高压。

(4)注意避孕:缺氧会使肺血管收缩,加重肺动脉高压,育龄期妇女应注意避孕,妊娠和生育会加重病情,避孕方式不要采取避孕药或避孕针等方式。

(5)平时规律生活:按时作息,均衡饮食(高糖、高蛋白、低脂饮食),避免情绪波动太大。

初次接受靶向药物治疗的患者,应每月复查一次6分钟步行距离,每3个月复查超声心动图、心脏彩超、血常规和血生化检查,必要时需复查右心导管;服用靶向药物治疗超过半年,心功能稳定在Ⅰ~Ⅱ级者每3个月复查一次6分钟步行距离、心电图、血常规和血生化检查,每年复查一次心脏彩超,必要时需复查右心导管,以便及时修正治疗方案。一旦出现活动后气短加重、新发的胸痛或胸痛加重、黑矇、意识模糊，咯血加重、下肢水肿、腹胀加重等情况，需立即就诊。

问题二十、肺动脉高压患者需要长期治疗吗?

对于肺动脉高压患者，越早治疗，病情越有可能获得改善；按处方剂量进行服药，不自行停药、减药，才有可能获得预期的疾病控制效果；很多患者已经可以长期带病生存，肺动脉高压的治疗和管理将是一个长期的过程。

问题二十一、肺动脉高压患者应如何调整情绪?

患者要对肺动脉高压有正确的认识。肺动脉高压是一种复杂的慢性病，需要通过长时间的有效治疗来控制，患者要学会消除紧张情绪，对疾病要有新的认识，镇静、不急躁、不恐惧，树立战胜疾病的信心。家庭成员要为患者提供情感支持，帮助患者树立治疗疾病的信心，鼓励患者进行居家运动，调动生活情趣，转移注意力，调整心情，提高免疫力，共同战胜病魔。

问题二十二、肺动脉高压患者出现晕厥怎么办?

晕厥是病情严重的标志，尤其是既往有晕厥病史的患者应尤为警惕，不要劳累、激动，不要熬夜，不要跑步赶公交车等，洗澡时最好家里有人在，最好不要锁卫生间的门。一旦出现晕厥，家人要平放患者，松开衣领便于呼吸，有条件者应立即吸氧并拨打急救电话。一旦出现心跳停止，求救的同时应立即进行心肺复苏。千万不要服用速效救心丸、硝酸甘油等治疗冠心病的药物。预防晕厥为第一，避免发生晕厥最重要。

问题二十三、肺动脉高压30年严重吗？

肺动脉高压30年相对严重，具体还要看肺动脉压具体数值。海平面静息状态下，右心导管检测肺动脉平均压≥25mmHg，就是肺动脉高压。肺动脉高压常见的临床症状是劳力性呼吸困难、劳动耐力下降、胸痛或晕厥等，常见的病因有肺源性心脏病、原发性肺动脉高压症等。肺动脉高压治疗以吸氧为主。可以口服波生坦或安立生坦等。注意预防感冒，减少劳动强度。轻度肺动脉高压不用处理。中重度肺动脉高压患者需要口服药物治疗。

问题二十四、双肺支气管血管束增粗是什么意思？

双肺支气管、血管束增多，多见于坠积性肺部感染。患者长期卧床、反复呼吸道感染，发生心力衰竭容易造成肺积血效应，在双肺下叶出现双肺支气管束、血管束增多，这主要是伴随支气管的血管充血造成的。如果CT发现此变化需要进一步完善各种检查指标，包括胸部CT、血常规检查、心电图检查、心脏彩超，以及确定是否有糖尿病、冠心病、高血压等心脑血管疾病。胸腔积液、腹水或双下肢水肿等提示慢性心力衰竭的改变。肺上出现双肺支气管、血管束增多属于肺充血的表现，需要积极治疗原发病、控制感染、纠正心力衰竭。双肺支气管血管束增粗，一般考虑主要是由于感染引起的。此外，长期吸烟、长期卧床、久病年老等都会导致双肺支气管血管束增粗的症状。通过血常规、痰培养等检查可确定是否为感染引起，确定病因后，再对症治疗；出现发热、咳嗽、咳痰等症状，对症应用退热镇咳化痰的药物即可，必要时可选用敏感抗生素治疗。

问题二十五、肺毛细血管楔压正常值是多少？

肺动脉楔压（PAWP）又称肺毛细血管楔压，是临床上进行血流动力学监测时最常用，也是最重要的一项监测指标。肺动脉楔压（PAWP）（肺毛血管楔压）正常值为 $6 \sim 12mmHg$。心源性休克患者的PAWP升高，提示左心衰竭或肺水肿，肺动脉楔压（肺毛细血管楔压）是反映左心功能及其前负荷的可靠指标。左心功能不全代偿期（或称左心功能不全适应）的PAWP为 $1.6 \sim 2.4kPa$（ $12 \sim 18mmHg$），$>2.4kPa$ 为心力衰竭适应不良。

问题二十六、肺血管炎怎么治疗？

肺血管炎是血管破裂、感染及血管外伤、过敏等因素所引发的血管炎症反应，可导致发热、关节疼痛、浑身乏力，还可能伴有呼吸困难、咳嗽等症状。治疗方面主要是应用抗感染、解热及糖皮质激素类药物，可用头孢菌素联合磺胺甲噁唑进行抗感染治疗，以及泼尼松等糖皮质激素类药物联合环磷酰胺等免疫抑制剂药物。如果持续咳嗽、呼吸困难，则需要采用雾化吸入止咳化痰类的药物及面罩吸氧疗法来缓解。平时要注意做好保暖措施，避免着凉和上呼吸道感染。不要长时间剧烈咳嗽，注意保持室内空气清新，呼吸通畅。严禁吸烟、饮酒，严禁辛辣刺激性食物。

问题二十七、房间隔缺损肺充血怎么治疗？

如果出现房间隔缺损、肺部充血，说明是房间隔缺损导致心功能不全，而出现肺淤血，需要紧急进行强心利尿处理。应给予地高辛、毛花苷C、螺内酯、呋塞米等，加强心脏收缩、舒张心肌、利尿，缓解肺充血症状。另外，在强心利尿的基础上，可以进行手术，修补房间隔缺损，修补畸形的孔道，这样也会使肺充血症状得到减轻或消失。手术后需要长期服用强心利尿药物调整心功能，以最大限度地恢复健康状态。

问题二十八、肺部出血是什么病症？

肺部出血是指肺内血管破裂，血液从血管进入肺组织而出现的出血症状，往往与血管损伤及凝血功能障碍有关。临床可出现咳嗽、咯血、呼吸困难、四肢厥冷等症状。肺出血可见于多种疾病，如支气管扩张、支气管肺癌、支气管结核、支气管腺瘤、肺结核、肺炎、肺脓肿、肺栓塞、凝血功能障碍、淋巴瘤、血友病等。肺部出血应及时就医，查明病因后及时治疗。

问题二十九、弥漫性肺泡出血严重吗？

弥漫性肺泡出血综合征是一种比较严重的疾病，临床少见，可伴有急性肾损害，包括血尿、蛋白尿、肾功能不全，常威胁患者生命。其特点是临床起病急，主要表现为发热、咳嗽、伴或不伴咳痰、咯血、胸闷、气短，并很快出现贫血和低氧血症的症状。两肺能闻及弥漫性爆裂音，X线胸片检查提示双肺有弥漫性浸润影。肺泡灌洗液病理检查可见含铁血黄素细胞，具有诊断价值。

弥漫性肺泡出血很严重，是一种致命的临床综合征，可导致呼吸衰竭。需要尽快彻底检查，找出病因，及时治疗。中药对本病的主要作用是清理肺部，调节肺功能，具有一定的治疗效果。大多数弥漫性肺泡出血患者都有急性发作，主要临床症状是咳嗽、呼吸困难和咯血。肺出血大多是急性、爆发性，进展迅速。低氧血症和呼吸衰竭甚至可能很快发生，需要进行机械通气。

问题三十、肺部血管畸形是什么？

肺部血管畸形一般是先天性的，大多没有明显的症状，可随体检复诊，无须特殊处置。但患者需注意休息，避免感冒咳嗽，避免进行加重肺部及胸腔压力的活动。这是因为在特殊危险因素情况下，一部分患者会发生肺栓塞或肺脓肿等严重的并发症，甚至危及生命。此类患者要严格重视病情，及时就诊，尽量早期给予积极治疗。另外，肺部血管畸形伴有遗传性出血性毛细血管扩张症的患者需格外注意，此类患者肺内血管压力会逐渐增大，须严格避免胸部受到创伤，否则扩张的血管极易破裂而导致血胸。

肺部血管畸形是比较严重的。如果肺部血管畸形的同时患有遗传性出血性毛细血管扩张症，伴随着病情的进一步发展，肺内血管压力会逐渐增大，极易发生破裂出血，引发血气胸；肺部血管畸形患者早期可无明显症状，但在一定因素刺激下，易发生脑栓塞，重者会死亡，轻者也会留有后遗症。因此，肺部血管畸形患者应重视此病，早期治疗。

问题三十一、肺部血管堵塞严重吗？

咳嗽、咳痰，呼吸困难，被诊断为肺血管堵塞，还是较为严重的，建议及时到医院行溶栓治疗。平时应注意休息，生活饮食要有规律；以清淡饮食为主，不吃辛辣刺激性食物；多吃新鲜蔬菜和水果，保持大便通畅。如有不适，建议及时到当地医院检查并治疗。

肺部血管堵塞会引起严重后果。肺血管分静脉系统和动脉系统，最常见的动脉系统，如肺动脉栓塞是临床比较常见的一种急症，是由于下肢静脉或右心系统形成血栓，随血液循环到达肺动脉，引起肺动脉血管堵塞。如果血栓比较大，堵塞面积比较大，会引起血流动力学变化，严重时危及患者的生命，是临床上比较常见的危重疾病。

问题三十二、肺淤血有哪些症状？

肺淤血的症状有呼吸不畅，患者经常出现熟睡时憋醒，有窒息感，强迫起身，经常干咳。肺淤血具体表现为干咳，咯血痰或淡粉色痰，呼吸不畅，尤其是平躺后呼吸不畅。气促，缺氧，发绀，咳粉红色泡沫痰，长期可使肺泡壁增厚和纤维化，质地变硬，肉眼呈褐色，称为肺褐色病变。

肺循环淤血就是平时说的急性肺水肿，主要表现为干咳、咯血痰或淡粉色痰、咯血，还有夜间阵发性呼吸困难，通俗地讲就是晚上不能躺下，躺下后觉得气短，即左心衰竭的症状。右心衰竭就是体循环淤血的症状，如胸腔积水、腹水、双下肢水肿、尿少。

问题三十三、肺淤血怎么治疗？

肺淤血是肺局部血管出现血液淤积，常由左心衰竭引起，患者常表现为气促、缺氧、发绀，咳大量粉红色泡沫痰。首先应治疗左心衰竭，减轻心脏负荷，给予强心、利尿、扩血管治疗，注意休息，减少钠盐摄入。有呼吸困难者可给予高压吸氧，纠正水、电解质紊乱。积极治疗引起左心衰竭的原发病，以及引发病情加重的诱因，如合并感染者给予抗感染治疗。

问题三十四、大动脉错位的原因是什么？

大动脉错位属于先天性心脏病，主要原因是胎儿时期心血管发育不良。胚胎发育的5～7周纵隔扭转不全，体循环、肺循环未独立成系统，常伴有心房、心室间隔缺损或动脉导管未闭。胎儿分娩后可以表现出发绀、呼吸困难、体重不增、容易感染等。大动脉错位的患儿出生后不易存活，多在3～19个月死亡，只有个别通过手术治疗，可以存活到20～30岁。考虑到大动脉错位的严重性，建议妊娠前要避免药物、物理性、化学性物质的刺激，以免引起胎儿发育畸形。妊娠期间需要定期产检，配合胎儿心脏四维彩超，争取早发现，必要时终止妊娠。

问题三十五、完全性大动脉转位的表现有哪些？

完全性大动脉转位是目前临床上常见的发绀型先天性心脏病，若不及时治疗，约有90%的患儿在1岁内夭折。完全性大动脉转位指的是主动脉与肺动脉对调位置，期间必有其他心脏畸形，如房间隔缺损、室间隔缺损、动脉导管未闭等。临床表现：①主要是发绀，尤其是全身性发绀。当伴有动脉导管未闭的时候可出现差异性发绀，上肢发绀较下肢重。②心力衰竭，出生3～4周的婴儿出现喂养困难、气促、肝大和肺部细湿啰音等进行性充血性心力衰竭表现，患儿常发育不良。针对该疾病的患儿应加强护理，避免感染，尽早采取手术治疗，根治手术包括心房内调转术和大动脉转换术，术后注意观察，注意每次喂食不要太多，定期复查。

问题三十六、单心室大动脉转位怎么办?

首先，手术治疗是治疗单心室大动脉转位最重要的方法，也是唯一有可能治愈的方法、手术目的是将转位的大动脉纠正位置，将左心室流出道重新对应主动脉，将右心室流出道重新对应肺动脉。其次，需要药物配合治疗，如改善心功能的治疗，使用利尿剂利尿、硝酸酯类药物扩血管、洋地黄类药物强心，并发症对症治疗。如并发心律失常，则应予抗心律失常药物治疗；并发肺部感染，应给予抗炎、平喘、化痰的对症治疗。